DIE INFLUENCER FORMEL

JUNGE KÖRPER FUNKTIONIEREN ANDERS.

Die Influencer Formel

Junge Körper funktionieren anders.

Young Body Project

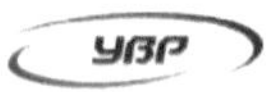

INHALTSVERZEICHNIS

VORWORT

Danke, dass du uns das Vertrauen schenkst, gemeinsam endlich deinen Körper nach deinen Vorstellungen zu formen. Wir, das YBP-Team, haben bereits dutzenden von ambitionierten Frauen & Männern geholfen ihren Traumkörper zu verwirklichen. Hierbei haben wir immer wieder entdeckt, dass andere Fitnessbücher einfach nur leere Versprechen geben (z.B. Traumkörper in nur 21 Tagen). Aus diesem Grund haben wir, vier junge und fitnessbegeisterte StudentInnen ein Buch geschrieben, dass den Anforderungen von unseren KundInnen gerecht wird und hält, was es verspricht.

Mit diesem Buch wirst du innerhalb weniger Wochen Erfolge erzielen. Wieviel du danach erreichen möchtest liegt an dir und deinen individuellen Zielen.

Du wirst nach diesem Buch die einfachen & gesunden Abnehm- & Workouttricks von Influencern selbst anwenden - und locker einen schlanken Körper erreichen sowie halten können, ohne auf viel verzichten zu müssen.

Viel Spaß bei deiner Transformation!
Dein YBP-Team.

BEVOR DU ABER STARTEST, MUSST DU FOL-GENDES WISSEN

Wie du deinen Young Body System (YBS) Trainingsplan richtig liest:

Muskelgruppe	Übung	Wiederholungen	Pause
Beine	Ausfallschritte	4 x 15-20	60-90s

1.) Im ersten Feld steht die **Muskelgruppe**, die mit dieser Übung trainiert wird.

2.) Im zweiten Feld steht der **Name der Übung**, die es zu absolvieren gilt. Zu den einzelnen Übungen wird dir alles in den Übungsvideos erklärt.

3.) Im dritten Feld befindet sich die **Anzahl der Sätze (4) und die Anzahl der Wiederholungen (15-20)**, die du erledigen musst. Pro Satz musst du also 15-20 Wdh. (Wiederholung) erledigen.

Was sind Sätze und Wiederholungen?

Eine Wiederholung bei einer Übung sind z.B. einmal runter und hoch gehen bei einer Liegesütze. D.h. 1 Wiederholung = 1 mal runter & wieder rauf.

Jetzt machst du im Beispiel 15-20 solche Wiederholungen – das zusammen ist ein Satz. Nach einem ganzen Satz kommt normalerweise immer eine Pause (im Beispiel 60-90s). Nach dieser Pause machst du wieder einen ganzen Satz der Übung (15-20 Wiederholungen). Im Beispiel musst du also 4 solche Sätze zu je 15-20 Wiederholungen absolvieren.

(Wichtig!) Solltest du eine Übung ausführen, die auf nur einer

Seite gleichzeitig ausgeführt wird (z.B. mit einem Arm, einem Bein, ...) Dann musst du für beide Seiten (in unserem Bsp.) 15-20 Wiederholungen machen (also insg. 30-40!)

> 4.) Im vierten Feld befindet sich die **Dauer der Pause**, die du nach einem Satz machst. Nach den z.B. 4 Sätzen geht es dann zur nächsten Übung.

WAS DICH ERWARTET:

1. Nutrition Guide:

Zumindest die Basics (Was sind Makronährstoffe, ...) solltest du dir unbedingt durchlesen. Im Nutritionknowledge Guide werden dir viele, viele interessante Phänomene und Prozesse erklärt, die du unbedingt verstehen solltest.

2. Supplement Guide:

Da in den meisten Ernährungsplänen auch einige Supplements enthalten sind, solltest du vor dem Kauf (von z.B. Whey Protein) unbedingt einen Blick auf diesen Guide werfen. Wir zeigen dir, welche Supplements sinnvoll sind (& welche nicht) und welchen Zweck sie erfüllen.

3. Eigene Ernährungspläne

Ernährungspläne, welche dich zu deinem individuellen Ziel führen. Einfach, lecker und günstig. Dich erwartet alles andere als Hühnchen und Brokkoli!

4. Trainingsknowledge Guide

Ein absolutes Muss ist das Durchlesen des gesamten Trainingsknowledge Guides. Hier bekommst du wirklich alles, was du jetzt über das Training wissen musst ganz einfach und verständlich erklärt. Versuche immer, was du im Trainingsknowledge Guide liest auch im nächsten Training direkt anzuwenden (z.B. richtige Atmung)

5. Eigene Trainingspläne

Trainingspläne für jedes Erfahrungslevel. Egal ob Ganzkörpertraining oder ein spezifischer 3er Splitt, du erhältst alles in diesem Buch! Wenn du mit deinem

6. Trainingsbaukasten

Training schon weiter fortgeschritten bist, mit deinen Erfolgen zufrieden und ggf. sogar mit den 6 Monaten Training rum, kannst du dich ans Erstellen eigener Trainingspläne wagen. Unter unserer Anleitung kannst du dir völlig personalisierte Trainingspläne hier zusammenstellen.

7. Motivationsmodul

Auch wenn du jetzt gerade vermutlich voller Energie und Motivation bist, wird diese in den nächsten Wochen und Monaten 100% verfliegen. Nur wenn du durchhältst wirst du aber deine Erfolge feiern können & dein Ziel erreichen! Es ist also absolut unumgänglich, am Ball zu bleiben – Dieses Modul wird dir dabei helfen.

Wir haben für dich die wichtigsten Informationen gefiltert, somit ersparst du dir stundenlange Suche im Internet.

Dazu kommen wir auf der nächsten Seite.

NUTRITION GUIDE
EINFÜHRUNG IN DIE RICHTIGE ERNÄHRUNG

Zunächst einmal ein paar allgemeine Infos zur Ernährung, die du benötigen wirst, um erfolgreich aufbauen/abnehmen zu können.

Essen ist der Schlüssel zu deinen Gains/Erfolg. Wenn du regelmäßig ordentlich trainierst und genug schläfst (6h-8h mind.), dann macht deine Ernährung 80% deines Erfolges aus. Wenn du zu viel/wenig isst, oder du zu viele nährstoffarme Nahrungsmittel (z.B. Junkfood) bzw. die falschen Nährstoffe (zu viele gesättigten Fettsäuren z.B.) zu dir nimmst, dann kannst du so viel und so lange trainieren wie du willst – du wirst keinen Erfolg erzielen.

Muskelaufbau Einflussfaktoren (bei ausreichend Schlaf!)

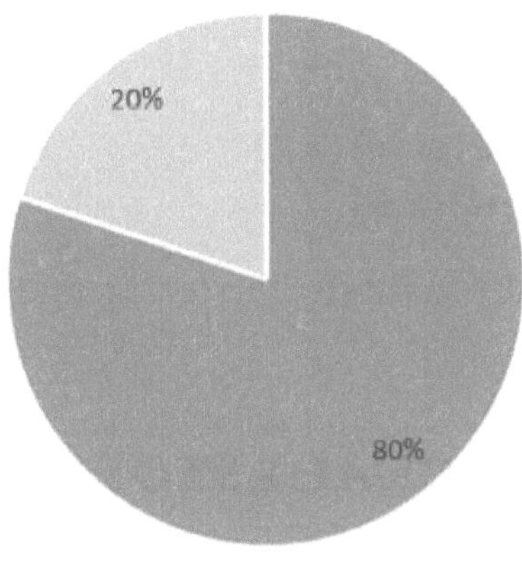

Wieso ist Schlaf so wichtig? Im Schlaf schüttet der Körper Wachstumshormone (die wohl wichtigsten Hormone für uns Sportler) aus, das kann er aber erst effektiv ab 6h Schlaf - am Stück! Das heißt 6h Schlaf ist für uns Trainierende das absolute Minimum. Du kannst die 6h-Marke aber auch im Privatleben zur Orientierung nutzen, da du erst ab 6h Schlaf auch wirklich in eine Tiefschlafphase fallen kannst, die du unbedingt brauchst, um am nächsten Tag voll leistungsfähig zu sein.

Wie immer gilt: Einmal ist Keinmal, solltest du jedoch über längeren Zeitraum zu wenig schlafen, wird sich das bemerkbar machen.

YBP-Tipp: Ernährung macht 80% deines Erfolges aus. Schlafe ausreichend& trainiere regelmäßig, um max. Muskelwachstums zu erreichen!

Um alles Folgende zu verstehen geben wir dir jetzt mal einen kleinen Crashkurs in Sachen Ernährungsbiologie, keine Angst, dieser ist nicht allzu kompliziert:

Grundsätzlich gibt es die **drei** großen **Makronährstoffgruppen**, die du kennen und verstehen musst. Zu 99,9% hast du schonmal was davon gehört:

- **Kohlehydrate (2.1)**
- **Eiweiße (Proteine) (2.2)**
- **Fette (Lipide) (2.3)**

Wenn wir mit den Makronährstoffen fertig sind, zeigen wir dir die Mikronährstoffe.

WAS SIND MAKRONÄHRSTOFFE?

Makronährstoffe, umgangssprachlich auch „Makros" genannt, ist der Überbegriff für die Hauptbestandteile unserer Nahrung. Zu ihnen zählen Kohlenhydrate, Eiweiße und Fette.

Sie haben verschiedene Aufgaben im Körper, die wir dir hier kurz erläutern werden. Also, ihre Hauptaufgabe ist es, dem Körper Energie zu liefern. Der Wert, wieviel Energie 1g eines Makronährstoffes liefern kann, ist der Brennwert. Der *Brennwert* eines Lebensmittels gibt an, wieviel Energie der menschliche Körper daraus gewinnen kann (durch Verstoffwechselung). Er wird in kcal (Kilokalorien) oder kJ (Kilojoule) angegeben.

KOHLENHYDRATE

Kohlenhydrate sind die **wichtigsten Energiespender** des Organismus. Es gibt verschiedene Formen von Kohlenhydraten, diese **unterscheiden sich lediglich in ihrer Länge** bzw. in ihrer Anzahl an Einfachzuckern (auch Monosaccharide genannt, Mono = 1, Saccharid = Fachbegriff für Zucker), sind aber alle grundsätzlich gleich aufgebaut. Die **längeren Kohlenhydrate** (Reis, Haferflocken, Vollkornprodukte, …) müssen zunächst in ihre Einzelteile zerlegt werden, damit sie der Körper verwerten, bzw. in Energie umwandeln kann. Durch die Zerlegung entsteht Glucose. Denn nur Glucose steht dem Energiestoffwechsel sofort zur Verfügung. Wird die Glucose nicht gleich verwertet, wird sie in Form von Glykogen gespeichert.

Also: Glucose wird im Körper verwertet und Glykogen gespeichert – das wird sehr gerne verwechselt!

Durch die Verarbeitung der langkettigen Kohlenhydrate entsteht ein längeres Sättigungsgefühl und dem Körper steht mehr Energie zur Verfügung. Deshalb achte stets darauf auf langkettige Kohlenhydrate zurückzugreifen. *Also:* **langkettige Kohlenhydrate = Energie steht länger zur Verfügung! Kurzkettige Kohlenhydrate** (Traubenzucker, Süßigkeiten, Obst, ...) können logischerweise **schneller verarbeitet werden als langkettige**, da sie kürzer sind.

YBP-Tipp: Greife nach dem Training auf kurzkettige Kohlenhydrate zurück, da dein Blutzuckerspiegel während des Trainings stark sinkt und die Glykogenspeicher entleert werden. Deshalb isst du bei deinem YBS-Ernährungsplan immer Trockenfrüchte nach dem Training – sieh dort mal nach!

Wenn deine Glykogenspeicher komplett gefüllt sind und du noch mehr Kohlehydrate zuführst, wandelt dein Körper die zusätzlichen Kohlehydrate in Fett um, das er dann ansetzen & speichern kann. Das passiert beispielsweise bei einer Massephase. **Bei Kohlenhydratmangel wird Muskeleiweiß abgebaut,** um das zentrale Nervensystem, die roten Blutkörperchen und das Nebennierenmark mit Energie zu versorgen, da diese nur auf diesem Weg versorgt werden können.

Kurz gesagt - Kohlehydratmangel darf nicht passieren, da wir sonst Muskeln verlieren! Deshalb haben wir auch bei einer Low Carb Diät (=wenig Kohlehydrate) trotzdem noch immer Kohlenhydrate dabei!

EIWEISSE

Eiweiße (Proteine) sind die Grundbausteine der Zellen aller

Lebewesen. Sie kommen in unterschiedlichen Ausführungen vor und erfüllen unglaublich viele Funktionen und Aufgaben. Ein Protein besteht also aus mehreren Aminosäuren.

Insgesamt gibt es 20 Aminosäuren, 12 davon kann der Körper selbst herstellen, die restlichen 8 gelten als **essenzielle Aminosäuren (kann der Körper nicht selbst herstellen - muss durch Ernährung aufgenommen werden).** Durch die Kombination dieser verschiedenen Aminosäuren entstehen dann unterschiedliche Proteine.

Proteine sind vor allem für uns im Kraftsport wichtig: Proteine sind der Grundbaustein der Muskelfasern. **Kein Protein → Keine Muskeln.**

Da Eiweiß so wichtig für unseren Körper ist, sollte jeder Mensch **pro Tag mind. 0,8g Protein mal kg Körpergewicht** zu sich nehmen.

Wir Athleten streben Muskelwachstum an, deshalb müssen wir **1,2 – 2,5g Protein** (nicht mehr da sonst die Niere beschädigt werden kann) **pro Kg Körpergewicht** zu uns nehmen. Das ist sehr viel, trotzdem solltest du auf keinen Fall weniger als 1,2g Protein zu dir nehmen, da der Körper im Kraftsport mehr Eiweiß benötigt! In einer Massephase (dazu später mehr) nehmen wir ca. 2g Protein pro kg Körpergewicht zu uns, in einer Diät bis zu 2,5g Protein pro kg Körpergewicht, da wir sonst Muskelmasse abbauen.

FETTE

Man unterscheidet zwischen kurz-, mittel- und **langkettigen Fettsäuren**, wobei **langkettige Fettsäuren** in **gesättigte, einfach ungesättigte und mehrfach ungesättigte** unterteilt werden. Die kurz- und mittelkettigen Fettsäuren sind zu vernachlässigen, da sie in der Ernährung nur in sehr geringen Mengen zu finden sind.

Die gesättigten Fettsäuren kann der Körper selbst herstellen, somit sind diese nicht essenziell. Sie haben einige Aufgaben im

Körper, z.B. im Bereich des Immunstoffwechsels oder des Hormonstoffwechsels. Hauptsächlich dienen sie dem Körper aber als Energiespeicher. **Gesättigte Fettsäuren steigern den LDL-Cholesterinspiegel** (als das „schlechte" Cholesterin bekannt), was über lange Zeit zu verschiedenen Krankheiten führen kann, wie z.B. Arteriosklerose, einem Herzinfarkt oder einem Schlaganfall.

Als Athlet/In besteht **kein Grund zur Sorge bezüglich** der **negativen Auswirkungen von gesättigten Fettsäuren**, da sich diese ausschließlich in Kombination mit übermäßigem Konsum und unzureichender Bewegung äußern. Wenn du dich also an unsere Ernährungspläne hältst, passt das alles, keine Sorge. (Dennoch sollte man die gesättigten Fettsäuren nicht den ungesättigten Fettsäuren vorziehen).

Die meisten **ungesättigten Fettsäuren** kann der Körper selbst herstellen, Omega-3 oder Omega-6 z.B. nicht. Diese müssen über die Nahrung zugeführt werden und gelten somit als essenziell. Sie haben ebenfalls einige Aufgaben im Körper inne, wie z.B. die Zellmembranbildung. Sie **steigern das ("gute") HDL-Cholesterin**, das sich positiv auf das Herz-Kreislaufsystem auswirkt. Zudem senken sie das Krebs-Risiko und wirken gegen Entzündungserkrankungen.

Zu den Aufgaben der Fette gehören wie bereits erwähnt der Aufbau der Zellmembran, Produktion von Hormonen (wie das für uns sehr wichtige Testosteron), spezielle Aufgaben als Organfett, Isolation nach außen gegen Kälte und Wärme und vor allem als **Energieträger.**

AUS WELCHEN LEBENSMITTELN BEKOMME ICH MEINE MAKROS?

Die besten Kohlenhydratquellen:

Reis, Nudeln, Kartoffeln, Haferflocken, Bananen (Obst), Brot (hochwertiges Vollkornbrot), für zwischendurch: Snacks wie Müsliriegel oder sog. Energy Cakes (primär kurzkettige Kohlenhydrate)

Die besten Proteinquellen:

Fleisch & Fisch (Pute, Schwein), Eier, Quark (Topfen), Hülsenfrüchte (Linsen, Kichererbsen, Kidney Bohnen), Brokkoli, Proteinshakes

Die besten Fettquellen:

Nüsse, Fisch, Avocado, Samen, Öle, Eier, zusätzlich Omega-3/6 Kapseln

MIKRONÄHRSTOFFE

Mikronährstoffe umfassen **Vitamine, Mengen- und Spurenelemente**. Sie sind Baustoffe oder **unterstützen die Funktionseiweiße unseres Körpers** bei der Arbeit und **ermöglichen den Stoffwechsel**. Es gibt unheimlich viele verschiedene, zu viele, um auf jede Gruppe direkt einzugehen. Wir konzentrieren uns hier mal auf die Wichtigsten. Trotzdem: **Ohne ausreichend Mikronährstoffe funktioniert dein Körper nicht richtig** - somit brauchst du ohne schon gar nicht daran denken Muskeln aufzubauen! Iss viel Obst und zu jeder Mahlzeit zusätzlich noch etwas Gemüse! Es ist unheimlich schwierig, deine Mikronährstoffe optimal abzudecken, selbst wir haben hier Probleme.

Wenn du ganz genau wissen willst, welche Mikronährstoffe dir persönlich fehlen, empfehlen wir dir bei deinem Arzt ein Blutbild zu erstellen & dich dann beraten zu lassen.

Dir wird nach dem Lesen vermutlich auffallen, dass die meisten Mikronährstoffe in Obst, Gemüse, Nüssen, Vollkorn Produkten sowie Fisch & Fleisch enthalten sind - vielleicht verstehst du jetzt besser, warum in der Öffentlichkeit eine „ausgewogene und gesunde Ernährung" oftmals so angepriesen wird. Lese dir die Funktionen der Mikronährstoffe mal durch, dann kannst du auch besser verstehen, warum sie so unfassbar wichtig sind - viele Kraftsportler vernachlässigen ihren Mikronährstoffhaushalt nämlich völlig! Uns ist es wichtig, dass Leute in unserem Team um die Wichtigkeit dieser Stoffe wissen & sich ordentlich ernähren!

KALZIUM

Kalzium hat im Körper vor allem 2 wesentliche Hauptaufgaben: **Den Aufbau und Erhalt von starken Knochen und Zähnen, sowie das Übertragen von Nervensignalen im Blutkreislauf & die**

Freisetzung von Hormonen, wie z.B. Insulin.

Warum du genug davon essen solltest: Kalzium ist für die Aufgaben, die es im Blutkreislauf inne hat, unfassbar wichtig. So wichtig, dass bei einem Mangel der Körper es einfach aus den Knochen und Zähnen herausnimmt - was diese natürlich enorm schwächt. Ein stabiler Knochenbau & gesunde Zähne sind besonders für uns Kraftsportler wichtig - wir heben schwer und essen den ganzen Tag, also aufgepasst.

Woher bekomme ich Kalzium?
Milchprodukte wie Joghurt, Käse, Quark, Mandeln, Nüsse, Samen. Fisch, wie Thunfisch oder Sardine, Bohnen und Linsen, Whey-Protein (aus Milch hergestellt)

MAGNESIUM

Heutzutage ist Magnesiummangel weit verbreitet, vor allem Sportler haben einen erhöhten Magnesiumbedarf.

Magnesium ist ein Mineral, das unheimlich viele lebensnotwendige Aufgaben im Körper übernimmt. Neben dem Energiestoffwechsel und dem Elektrolyt-Haushalt ist es einer der wichtigsten Mineralstoffe für unsere Muskelfunktion und -vitalität.
Magnesium entspannt & regeneriert den Muskel, es löst Krämpfe und Muskelzuckungen und wirkt sich **zusätzlich auf die Muskelfunktion** (Nervenzellen im Muskel) aus.

Zusammengefasst: Magnesium ist für uns Sportler unverzichtbar. Es ist der wohl essenziellste Mikronährstoff in Sachen Kraftsport, denn ohne Magnesium funktionieren unsere Muskeln einfach nicht richtig.

Woher bekomme ich Magnesium?
Nüsse & Kerne (Sonnenblumenkerne, Kürbiskerne, Cashewnüsse), Haferflocken, Mehl, Vollkornbrot, Bananen, Himbeeren, Bohnen, Brokkoli, Erbsen

ZINK

Zink ist das wohl wichtigste Spurenelement für unseren Körper. Zink ist für das Leben an sich unentbehrlich und beteiligt sich an der Funktion von etwa 300 Enzymen des Zellstoffwechsels & ist in ca. 50 Enzymen enthalten. Es hat Aufgaben im Bereich Haut, Insulin, Immunabwehr, Spermienproduktion und in vielen, vielen mehr.

Wichtig für uns Sportler: Zink ist an der **Proteinbiosynthese** beteiligt (ein biochemischer Vorgang, bei der Proteine in Zellen neugebildet werden). Dieser Prozess ist der

Grundbaustein des Lebens (und von Muskelaufbau) und ist außerdem wichtig für das Wachstum (nicht nur der Knochen, sondern auch der Muskeln).
Gerade für Jugendliche (die noch wachsen!) ist genug Zink von allergrößter Bedeutung! Wenn ihr in diesem Alter mit Bodybuilding startet, solltet ihr wirklich auf genug Zink achten. Außerdem hilft es gegen Akne & Pickel. Männer wachsen bis zum 24. Lebensjahr!

Gerade für Jugendliche (die noch wachsen!) ist genug Zink von allergrößter Bedeutung! Wenn ihr in diesem Alter mit Bodybuilding startet, solltet ihr wirklich auf genug Zink achten. **Außerdem hilft es gegen Akne & Pickel.**

Woher bekomme ich Zink?
Muscheln, Fisch & Meeresfrüchte (v. a. Austern), Rindfleisch (hohe ökologische Belastung, deshalb eher nicht kaufen), Käse, Joghurt, andere Milchprodukte, Eier, Vollkornprodukte, **Nüsse**

EISEN

Eisen transportiert Sauerstoff und Kohlendioxid durch deinen Blutkreislauf. Zusätzlich spielt es **eine große Rolle bei der Energiegewinnung in der Zelle und bei der Zellatmung**. Eisen hat noch zahlreiche andere Aufgaben, auf die wir jetzt nicht eingehen, da das den Rahmen sprengen würde & für uns Sportler nicht von großer Wichtigkeit ist.

Woher bekomme ich Eisen?
Schweineleber, Nüsse, Fleisch, Fisch, Hülsenfrüchte

VITAMIN D

Fördert die Aufnahme von Kalzium - ergo wichtig für die Knochenbildung. Beeinflusst zudem das **Immunsystem & verschiedene Hormone. Vitamin D** kann der Körper mittels **Sonnenlicht** selbst aufbauen, ein Mangel kommt vor allem bei Menschen vor, die sich **nicht** oft im Freien aufhalten. Problem: Vitamin D ist in normaler Nahrung kaum enthalten! Ein Mangel kann zu Knochenabbau und anderen Krankheiten, wie z.B. Osteoporose, führen. Supplement sinnvoll? Ja, da meist ein Mangel von Vitamin D vorliegt!

VITAMIN B

Hauptfunktion: Proteinbiosynthese, Energiestoffwechsel, Bildung von Hämoglobin, Erhaltung des Nervengewebes. Kurzum: Das Zeug ist wirklich wichtig!
Vor allem Vitamin B12, welches im Vitamin B-Komplex enthalten ist, spielt eine ausschlaggebende Rolle bei der DNA-Synthese, da es bei der Verstoffwechselung von Eiweiß mitwirkt und die Aminosäuren-Aufnahme im Organismus steuert. Damit **schafft es Voraussetzungen für den Muskelaufbau** und hat somit eine, wenn auch nur milde, anabole Wirkung (verstärkter Muskelaufbau). Es hilft dir auf jeden Fall das Maximale aus deinen Muskeln rauszuholen!

Zu beachten ist: Vitamin B12 ist nur in tierischer Nahrung vorhanden, also für Veganer ein Must -have!

NATRIUM & KALIUM

Natrium und Kalium haben gemeinsam vor allem eine Aufgabe: **Die Regulierung des Wasser- & Flüssigkeitshaushalts**. Da wir Sportler gerne die ein oder andere schweißtreibende Fitness-Studio-Session durchziehen (oder auch nicht), sind diese 2 für uns von großer Wichtigkeit, da Sport zu Elektrolytverlust führt - das gilt es zu verhindern.

Woher bekomme ich Natrium und Kalium?
Obst, Gemüse, Salzreiche Lebensmittel

YBP-Tipp: Während harten & langen (vor allem Ausdauer-) Trainings solltest du ein Sport/Elektrolytgetränk trinken. Das bekommst du in vielen Fitnessstudios gratis, du kannst dir aber auch eines kaufen - oder auch selbst mixen! Einfach 1/3 Apfelsaft und 2/3 Mineralwasser (am besten natriumreich) vermischen und fertig.

PROTEINBIOSYNTHESE

An sich ein komplexes Thema, aber ihr **sollt nur so viel wissen**:

Die Proteinbiosynthese beschreibt den Prozess, bei dem Proteine in Zellen neugebildet werden.

Wenn du also Muskeln aufbauen möchtest (mit Proteinen), ist es ratsam auf Faktoren zu achten, die die Proteinbiosynthese verbessern und Faktoren auszuschließen, die diese reduzieren. Deshalb gut aufpassen!

FETTABBAU & MUSKELAUFBAU – WIE FUNKTIONIERTS?

Im Kraftsport gibt es 2 Phasen, die „**Aufbauphase bzw. Massephase**" (auch „Offseason", „Aufbau" oder „Bulk") genannt und die "Definitionsphase" (auch „Defi" oder „Diät").

Die Massephase bzw. der Aufbau dient dazu, möglichst viel Muskelmasse aufzubauen. Da du dafür sehr viel essen musst **(MEHR als dein Körper benötigt)** wirst du zwangsläufig auch etwas Fett ansetzen. Keine Angst! Du wirst nicht fett in einer Massephase. **Also, wir haben im Aufbau das primäre Ziel Muskel aufzubauen.**

Die **Definitionsphase** (welche du machst), dient dazu das Körperfett zu reduzieren, und, wenn nach einer Massephase gemacht, die aufgebauten Muskeln vom Fett freizulegen. Das Schwierige hierbei ist, dass man, um das Fett zu reduzieren wieder **WENIGER isst, als sein Körper benötigt**. Dabei droht aber die Gefahr, Muskelmasse wieder abzubauen - eine Definitionsphase ist also ein echter Balanceakt! Wir zeigen dir in unserem Programm aber natürlich, wie du es mit unseren Ernährungsplänen ohne Probleme hinbekommst. **Wir haben in der Definitionsphase das primäre Ziel Fett abzubauen**.

Wichtig: Aufbauphase = ich nehme MEHR zu mir, als mein Körper benötigt, Definitionsphase = ich nehme WENIGER zu mir, als mein Körper benötigt.

WIE FUNKTIONIERT MUSKELAUFBAU?

Krafttraining (dein YBS Workout), macht nichts anderes, als einen Trainingsreiz im Körper zu setzen zu setzen.

Wenn du trainierst, setzt du deinem Körper Reizen aus, die er normalerweise nicht gewohnt ist. Dadurch kommt es zu kleinen

Schäden und Erschöpfung, was deinem Körper überhaupt nicht gefällt. Das veranlasst ihn dann zu einer Reaktion: Dein Körper baut Muskeln auf, damit er solche Situationen in Zukunft meistern kann. Das ist nichts anderes als die biologische Anpassung an Lebensumstände!

Also Muskelaufbau ist nichts anderes als die Reparatur von „Schäden" in deinem Körper + der Aufbau von neuen Muskeln, um zukünftige Belastungen besser bewältigen zu können.

Deshalb hat man auch nach dem Training einen Muskelkater, da kleine Muskelfaserrisse in deinem Muskel vorhanden sind. Der Körper regeneriert und baut Muskeln auf.

Wenn du immer mehr Muskeln aufbauen möchtest, musst du die Belastung über die Zeit immer weiter erhöhen. Nur so erfolgt der Muskelaufbau kontinuierlich, da sich der Körper an ein gewisses Level an Belastung gewöhnt. Deshalb wechseln wir bei YBS regelmäßig deine Trainingspläne.

YBP-Tipp: Muskelaufbau ist ein Regenerationsakt, deshalb trainiert man auch nie eine Muskelgruppe zwei Tage hintereinander!

Wenn wir nun in der Massephase sind und mehr essen, als wir benötigen, wird unser Körper optimal mit allen Nährstoffen versorgt, die er braucht, um maximal Muskeln aufzubauen. In der Definitionsphase dient das Training vor allem dazu, dem Körper zu „zeigen", dass er keine Muskeln abbauen soll, weil wir sie ja immer noch „brauchen" (im Training).

UND WIE FUNKTIONIERT DIE FETTVER-BRENNUNG?

Grundsätzlich funktioniert abnehmen mit jeder Diät, die dem Prinzip folgt: Weniger (Kalorien) essen, als der Körper verbraucht. Das nennt man „Kaloriendefizit". Dein Körper benötigt Energie (gemessen in Kalorien) um zu funktionieren (zur Versorgung von Organen, Muskeln, etc.) – wenn er die aus der Nahrung nicht bekommt, greift er auf seine Energiespeicher zurück.

Dein Körper hat zwei verschiedene Energiespeicher.

Der erste, sind die Fettreserven, die der Körper jahrelang für besonders schlechte Zeiten aufhebt.

Der zweite, sind die etwas unbekannteren Glykogenspeicher. Hier wird Zucker (Kohlehydrate) kurzzeitig gespeichert. Auf ihn greift der Körper zuerst zurück.

Wenn du dich normal ernährst, kann der Körper den gesamten Tag nur mit der Nahrung, die du zu dir nimmst und dem gespeicherten Glykogen auskommen, ohne jemals Energie aus den Fettspeichern zu holen. Wenn du dann noch mehr isst als dein Körper benötigt, wird die überschüssige Nahrung eingelagert, als Körperfett.

Sobald du weniger Kohlehydrate isst, sind deine Glykogenspeicher auch leerer, was den Körper veranlasst die Energie aus den Fettreserven zu nehmen. Solltest du jetzt auch noch Sport machen, wird einfach noch mehr Energie (aus deinen Fettspeichern) verbrannt.

Also merke dir: Geringe Kohlenhydratzufuhr → Körper greift auf Fettreserven zurück!

Das wichtigste: In der Diät brauchst du eine negative Kalorienbilanz, d.h. du nimmst weniger Kalorien zu dir, als dein Körper benötigt. Dann muss er auf seine Reserven (Glykogenspeicher + Fettreserven) zurückgreifen - **Und genau so, verbrennst du effektiv Fett! ABER:**

Wenn wir aber über eine zu lange Zeit zu wenig Kohlenhydrate & Kalorien zu uns nehmen, schläft uns der Stoffwechsel ein. Dadurch können wir auch nicht mehr effektiv Fett verbrennen und unsere Diät kommt ins Stocken! Um den Stoffwechsel nicht einschlafen zu lassen, machen wir regelmäßig „Ladetage". **Alle 7-9 Tage** solltest du unbedingt einen **Ladetag**, mit erhöhter

Kohlehydratmenge, einlegen. Unsere vorgefertigten Ernährungspläne haben das bereits für dich gemacht!

SUPPLEMENT GUIDE

WICHTIG - LESEN!

Wie der Name schon sagt, dienen **Nahrungsergänzungsmittel als Ergänzung zu deiner täglichen Ernährung**. Supplements werden nach ihren Wirkstoffen oder ihrem Zweck unterschieden. Es gibt hunderte verschiedene Supplements, weshalb viele unerfahrene Sportler verwirrt sind und nicht wissen, welche Supplements nützlich, bzw. manche sogar nötig, sind, um maximale Erfolge zu erzielen. Leider nutzt das die Industrie schamlos aus und verkauft alle möglichen Produkte die, auf gut deutsch gesagt, **kein Mensch braucht**.

Deshalb unterteilen wir die Supplement Guide in folgende Kapitel auf:

- **Must Haves:** Supplements, die dich im Training mit Sicherheit weiter bringen!
- **Useful:** Supplements, die sich als hilfreich erweisen können!
- **Don't Buy:** Supplements, die keine Auswirkung auf deinen Trainingserfolg haben

Dir wird sicher auffallen, dass wir **verschiedenste Marken** für die Supplements vorstellen. Das hat folgenden Grund: Wir haben diverse Marken im Supplementbereich getestet und sind zu dem Entschluss gekommen, dass **nicht jedes Produkt so hochwertig ist wie das andere.**

Du erhältst hier nur **unabhängige Empfehlungen**, die auf langjähriger Erfahrung basieren. Du kannst natürlich kaufen was du willst (auf eigene Gefahr), aber mit unseren Empfehlungen bist du auf der **sicheren Seite.**

MUST-HAVE SUPPLEMENTS

PROTEINPULVER:

Whey-Protein: Dieses Supplement wird aus der Milch über verschiedene Herstellungsverfahren gewonnen. Whey-Protein liefert dir wichtige **Aminosäuren** wie Leucin, Isoleucin und Valin in großer Menge, welche die Proteinsynthese stark ankurbeln - dies fährt dann zu einem erhöhten Muskelwachstum. Zusätzlich dient es als schneller & effektiver Eiweißlieferant.

Erbsen und Reisprotein (für Veganer): Unserer Meinung nach nur für Veganer o. Ä. geeignet. Wichtig: Pflanzliches Protein ist nicht gleichwertig mit tierischem Protein! Wenn ihr pflanzliches Protein nutzt, müsst ihr etwas mehr zu euch nehmen, um denselben Effekt zu erzielen. Wenn ihr keine Veganer seid, kauft euch ein normales Whey-Protein! Geschmacklich übrigens auch immer der klare Gewinner: Whey-Protein!

Die 3 Proteinformen - Isolat, Konzentrat, Hydrolysat:

Was auf den ersten Blick verwirrend klingt ist ganz einfach. **Konzentrat, Isolat und Hydrolysat** sind einfach **verschiedene Arten**, auf die alle Arten von Proteinpulver hergestellt werden (egal ob Whey, Casein, Erbsen, Reis, …). Wie genau diese Verfahren funktionieren ersparen wir euch jetzt, merkt euch nur das hier:

- **Konzentrat:** am billigsten, meistens ca. 70-80% Proteinanteil, etwas mehr Fett (3-5%) - (1 kg: 15 bis 20 €)
- **Isolat:** etwas teurer, 90- 95% Proteinanteil, weniger als 1% Fett und Kohlehydrate - (1 kg: 25 bis 35€)
- **Hydrolysat:** extrem teuer, 80-90% Proteinanteil, sehr schnell verfügbares Protein - (1 kg: 70 €)

Unsere Empfehlung: Entweder du entscheidest dich für ein reines Konzentrat oder ein billiges Isolat, die meisten Proteinshakes sind heutzutage sowieso eine Kombination aus diesen beiden. **Deshalb empfehlen wir dir ein klassisches Whey-Protein Konzentrat/Isolat oder falls du vegan bist eine vegane Proteinpulver Alternative.**

Hydrolysat ist völlig überteuert und das, ohne wirklich einen großen Vorteil zu liefern – Hände weg!

Unsere Empfehlungen: für das Whey-Protein ist die Marke Scitec Nutrition (Geschmack Vanille), für das vegane Protein empfehlen wir die Marke PBN.

Wann & wie viel nehme ich ein?
Nach dem Training das Proteinpulver zu sich nehmen (30g), kombiniert mit kurzkettigen Kohlenhydraten, wie einer Banane o. Trockenfrüchte.

KREATIN

Die meisten Kreatine nehmen wir in unserer Ernährung durch Fleisch auf, aber auch wir selbst produzieren in unserer Leber und der Bauchspeicheldrüse Kreatin. Das jedoch nur in geringem Maße, darum sollte man Kreatin unbedingt als Kraftsportler zu sich nehmen. Mit Kreatin hast du mehr Energie im Training, **deine Kraft kann bis zu 10% steigen** und es wirkt sich sogar positiv auf deinen **Testosteronspiegel** aus. Alles in allem das wohl beste Supplement für Kraftsportler. Egal ob Mann oder Frau!

Wann & wie nehme ich Kreatin ein?
Wir empfehlen regelmäßige Kreatin-Einnahme erst ab einer Trainingserfahrung von ca. 1 Jahr. In Pulverform 5g täglich mit deinem Proteinpulver mixen und nach dem Training konsumieren.

Unsere Empfehlung: Das Creatin von der Marke Olimp

OMEGA 3

Omega-3 Fettsäuren können zwar durch die Ernährung aufgenommen werden (Fisch, Leinsamen, Walnüssen, Sojabohnen, …), aber es ist schwer auf die empfohlene Menge von 1-2 Gramm täglich zu kommen. Deshalb empfehlen wir die zusätzliche Einnahme von Omega-3 Kapseln.

Positive gesundheitliche Auswirkungen von Omega-3 Fettsäuren:
- Steigerung Muskelaufbau
- Entzündungshemmende Wirkung
- Senkung des Bluthochdrucks
- Steigerung der Gehirnfunktionen

Wann & wie nehme ich Omega 3 ein?
2-3 Tabletten über den Tag verteilt.

Unsere Empfehlung: Das Omega 3 von der Marke ESN

ALLROUNDER MIKRONÄHRSTOFFSUPPLEMENT

Bevor man sich die einzelne Mikronährstoffsupplements kauft, empfehlen wir eine Mikronährstoffverbindung (mit Kalzium, Magnesium, Zink und Vitamin D, ...), dann hast du alles in einem und musst du dir nicht 100 einzelne Produkte kaufen und sparst dir sehr viel Geld. Und genau das wollen wir Jugendlichen. Natürlich kannst du dir auch die einzelnen Mikronährstoffsupplements kaufen. Wir erklären dir **in den folgenden Unterkapiteln (Einzelne Mikronährstoffsupplemente)** ihre Vorteile.

Oftmals sind diese, vor allem hochqualitative, Produkte (wie Supradyn) relativ teuer, du kannst auch eine billigere Alternative wählen. Hauptsache du nimmst ausreichend Mikronährstoffe zu dir!

Wann & wie nehme ich Supradyn ein?
1 Tablette in Kombination mit Omega-3, egal wann.

Unsere Empfehlung: Supradyn Enery Extra

EINZELNE MIKRONÄHRSTOFFSUPPLEMENTE

Falls du dir die Supplements einzeln kaufen möchtest, dann empfehlen wir dir folgende Mikronährstoffsupplemente:

- **Vitamin B-Komplex von der Marke ESN**
- **Zink von der Marke Gloryfeel**
- **Eisen von der Marke Gloryfeel**
- **Vitamin D von der Marke Natural Elements**
- **Magnesium von der Marke Nu u Nutrition**

USEFUL SUPPLEMENTS

BCAAS („BRANCHED-CHAINED-AMINO-ACIDS ") – DEUTSCH: „VERZWEIGTKETTIGE AMINOSÄUREN"

BCAAs beinhalten drei essenzielle Aminosäuren: Valin, Leucin und Isoleucin. Hierbei handelt es sich um gewisse Aminosäuren, bei denen nachgewiesen wurde, dass diese die **Proteinbiosynthese** ankurbeln. Ok gut, was heißt das jetzt?

- Aufbau von Muskeln wird beschleunigt!
- Zusätzlich haben BCAA's eine positive Wirkung auf deine Regeneration!
- Im Kaloriendefizit helfen sie, deine Muskelmasse zu erhalten.

Benötige ich BCAAs? Unserer Meinung nach, sind BCAAs nur in der Diät zu empfehlen, dort dafür aber umso mehr. Sie schützen deine Muskelmasse vor dem Abbau, wenn du im Kaloriendefizit bist und weniger isst, als du benötigst. Es ist ein nützliches Supplement (das vor allem genial schmeckt!) aber du brauchst es nicht unbedingt.

Wann & wie nehme ich BCAAs ein?
Während des Trainings & mit Wasser verdünnen.

Unsere Empfehlung: Olimp BCAA Xplode Powder (Fruit Punch)

CASEIN PROTEIN

Casein (aus Milch & Käse gewonnen) - hat zwar eine etwas geringere biologische Wertigkeit (wie gut unser Körper die Nahrungsproteine in Körpereigene Proteine umwandeln kann), kann von Sportlern trotzdem effektiv genutzt werden. Die Stärke von Casein: **Es wird langsamer aufgenommen als Whey**. Deshalb versorgt es den Körper über lange Zeit (6-8h) mit Proteinen. Somit verhindert es über einen langen Zeitraum Muskelabbau - also sehr gut für Leute in der Definitionsphase/Diät! Am besten kurz vorm Schlafengehen einnehmen.

Wann & wie nehme ich Casein Protein ein?
Vor dem Schlafen & mit Wasser verdünnen.

Unsere Empfehlung: ZEC+ Micellar Casein Proteinpulver

WEIGHT GAINER

Ein Weight Gainer ist ein meist kohlenhydratreicher Shake mit einem hohen Eiweißanteil (ca. 15%). Er zeichnet sich dadurch aus, dass er leicht zu trinken ist und sehr viele Kalorien hat. In manchen Weight Gainern ist auch Kreatin enthalten.
Aufpassen solltest du aber bei Weight Gainern, die sehr viel Zucker enthalten - vor allem billige Produkte neigen dazu.
Was wir von Weight Gainern halten: Gerade für Hardgainer, also Leute, die sehr schwer zunehmen, oder Leute, die einfach keine oder wenig Zeit zum Essen haben, sind Weight Gainer eine echte Erleichterung. **Alternativen** sind zum Beispiel Energy Cakes (Müsliriegel mit fast 500 kcal pro Stück), die vor allem eins sind: unfassbar lecker. Sie sind definitiv eine super Ergänzung zur normalen Ernährung in der Massephase (vor allem für Leute, die un-

gern viel kochen)

Wann & wie nehme einen Weight Gainer/Energy Cakes ein?
Spielt keine große Rolle, wann du es zu dir nimmst. Nutze beide wie eine normale Mahlzeit!

Unsere Empfehlung: für den Weight-Gainer Optimum Nutrition ON Serious Mass, Energy Cakes (können wir dir Cookies & Cream empfehlen)

BETA-ALANINE

Beta-Alanine ist eine Aminosäure, welche im Körper zu Carnosyn umgewandelt wird. Also, Carnosyn hat im Körper die Funktion, dass der Muskel nicht übersäuert wird. Dies führt dann dazu, dass der **Muskel nicht so schnell ermüdet & widerstandsfähiger** ist.
Um bei jedem Training ein paar zusätzliche Wiederholung rauszuholen, können wir dir dieses Supplement empfehlen (es ist aber definitiv nicht essenziell

Wann & wie nehme Beta-Alanine ein?
Vor dem Training mit Wasser vermischen.

Unsere Empfehlung: Beta Alanine von Olimp

GLUCOSAMIN

Glucosamin ist ein Aminozucker und stellt einen wesentlichen Ausgangsstoff für Knorpel, Bindegewebe und Gelenkflüssigkeit dar. Du kannst dir Glucosamin also als eine Art **Rohstoff für Gelenke vorstellen.**
Wenn du durch das Training Probleme mit deinen Gelenken bekommst, (kann auch passieren, wenn du nichts falsch machst und deine Gelenke einfach etwas „beleidigt", also überbelastet sind) können wir dir Glucosamin wirklich empfehlen.
Glucosamin ist kein Allheilmittel - wenn du also wirklich starke Schmerzen hast, dann geh unbedingt zu einem Arzt! Dieses Supplement unterstützt deine Gelenke, stärkt diese und wirkt auch

präventiv, um Gelenkschäden vorzubeugen. Glucosamin können wir grundsätzlich jedem Kraftsportler empfehlen. **Unser Tipp:** Probiere es zunächst mal ohne, erst bei leichten Beschwerden würden wir damit anfangen, Glucosamin zu nehmen. Bei schlimmen Schmerzen aber bitte direkt zum Arzt!

Wann & wie nehme Glucosamin ein?
Spielt keine Rolle. Nimm das Supplement einfach morgens nach dem Aufstehen ein, dann musst du den ganzen Tag nicht mehr daran denken.

Unsere Empfehlung: Glucosamin von der Marke Nu u Nutrition

DON'T BUY SUPPLEMENTS

TESTOSTERON BOOSTER

Wir machen es kurz: **Nicht kaufen**. Dass Stoffe, wie z.B. Tribulus nicht, wie versprochen, dauerhaft den Testosteronspiegel erhöhen ist bewiesen. Eine Beispiel-Studie zum Thema *der School of Exercise Science and Sport Management, Southern Cross University Lismore, New South Wales, Australia* (2007) zeigt, dass es zu keiner Testosteronerhöhung im Urin kommt.

Glaubt uns, wenn es Supplemente geben würde, die einfach so, völlig legal und ohne viel Nebenwirkungen den Testosteronspiegel erhöhen würden, hätte das Produkt einen ganz anderen Stellenwert auf dem Markt. Ist aber nicht so.

HYDROLYSAT PROTEIN

Wie bereits erklärt wurde ist Hydrolysat völlig überteuert im Vergleich zu den anderen Proteinformen und das, ohne wirklich einen großen Vorteil zu liefern - Hände weg!

TEURE SUPERFOOD SUPPLEMENTS

In den letzten Jahren sehr gehyped, völlig überteuert und verpackt in fancy Mini-Dosen. Matcha, Alkalisches Wasser, Blaugrün Algen, GSE, MMS, Kolloidales Silber, ... - Nichts dieser Supplements hält wirklich, was es verspricht – spart euch lieber das Geld!

NEUE MARKETING GAGS

Die Supplement Industrie ist ideenreich und bringt ständig neue Supplements auf den Markt. Sollte wirklich das nächste geniale Super-Supplement entwickelt werden, lassen wir es euch wissen – bis dahin, haltet euch an unsere Must-Have- und Useful-Supplement Liste!

ERNÄHRUNGSFORM ZUM ABNEHMEN

Um ein besseres Verständnis in Sachen Ernährung zu erhalten, stellen wir dir in diesem Kapitel die bekannteste und effektivste Ernährungsform zum Abnehmen vor.

Keine Sorge in deinen individuellen Ernährungsplänen ist das alles schon miteinbezogen. Somit musst du dir darüber keine Gedanken machen.

Wie du dir deine Ernährungspläne herunterlädst, erfährst du im **Kapitel Deine individuellen Ernährungspläne**.

Grundsätzlich kannst du bei Ernährungsformen zwischen zunehmen & abnehmen unterscheiden. Für deinen Strandkörper erklären wir dir die bekannteste Ernährungsform zum Abnehmen.

LOW-CARB: DIE ERNÄHRUNGSFORM ZUM ABNEHMEN

Was ist eine Low Carb Diät?

Der Sinn einer Low Carb Diät ist es, möglichst schnell und effektiv viel Fett zu verbrennen.

Für wen ist Low Carb geeignet?

Grundsätzlich für jeden, der Fett verlieren will (also genau für dich!). Eine Low Carb Diät ist für uns der einzige optimale Weg, Fett schnellstmöglich zu verlieren und dabei auch noch Muskelmasse zu erhalten. Dadurch, dass eine Low Carb Diät relativ intensiv ist, eignet sie sich am besten über einen kürzeren Zeitraum, von 2-5 Monaten.

Nachteile?

Eine Low Carb kann für Leute, die sehr gerne essen & naschen anstrengend werden. Mit etwas Disziplin und einem Ziel vor Augen ist es aber kein Problem. Wenn richtig ausgeführt hat man auch absolut keine Probleme mit geistiger Leistungsfähigkeit, entgegen von einigen Diät-Mythen.

WIE NIMMT MAN AB?

Grundsätzlich funktioniert abnehmen mit jeder Diät, die dem Prinzip folgt: Weniger (Kalorien) essen, als der Körper verbraucht. Das nennt man „Kaloriendefizit". Dein Körper benötigt Energie (gemessen in Kalorien) um zu funktionieren (zur Versorgung von Organen, Muskeln, etc.) – wenn er die aus der Nahrung nicht bekommt, greift er auf seine Energiespeicher zurück.

Dein Körper hat **zwei verschiedene Energiespeicher**.
Der erste, sind die Fettreserven, die der Körper jahrelang für besonders schlechte Zeiten aufhebt.
Der zweite, sind die etwas unbekannteren Glykogenspeicher. Hier wird Zucker (Kohlehydrate) kurzzeitig gespeichert. Auf ihn greift der Körper zuerst zurück.

Wenn du dich normal ernährst, kann der Körper den gesamten Tag nur mit der Nahrung, die du zu dir nimmst & dem gespeicherten Glykogen auskommen, ohne jemals Energie aus den Fettspeichern zu holen. Wenn du dann noch mehr isst als dein Körper benötigt, wird die überschüssige Nahrung eingelagert, als Körperfett.

WIE FUNKTIONIERT ALSO EINE LOW-CARB DIÄT?

1. Du isst insgesamt weniger als du brauchst – deshalb muss dein Körper auf seine beiden Energiespeicher zurückgreifen. Zuerst will er Energie aus den Glykogenspeichern holen.
2. Low Carb = Wenig Kohlehydrate = wenig, bis kein Zucker, der in die Glykogenspeicher eingelagert werden kann.
3. Der Körper braucht Energie. Zuerst sieht er in den Glykogenspeichern nach, doch die sind leer, weil du so

wenig Kohlehydrate zu dir nimmst!

Was muss der Körper jetzt machen, um die lebensnotwendige Energie herzubekommen? Richtig. Er muss sie sich aus den Fettreserven holen. Und so verbrennst du effektiv dein Körperfett!

Warum ist der Fettanteil bei einer Low-Carb Diät so hoch?
Da wir unserem Körper weniger Kohlenhydrate zur Verfügung stellen, müssen wir nun die Energie aus dem Fettspeicher entziehen und genau das wollen wir erzielen! Zudem sättigen fettreiche Speisen länger, was die Diät deutlich einfacher macht und Heißhungerattacken vermeidet.

Noch etwas: Du musst regelmäßig Ladetage machen, bei denen du wieder mehr Kohlehydrate zu dir nimmst. Ansonsten fängt der Körper an, Nahrung nicht mehr ordentlich zu verstoffwechseln (weil das Hormon *Leptin* nicht mehr ausreichend hergestellt wird). Dadurch werden Kalorien nicht mehr richtig „verbrannt" und du nimmst nur mehr langsam bis gar nicht mehr ab.

7 WICHTIGE TIPPS:

1.) **Wiege dich regelmäßig**: Um herauszufinden, ob du wirklich Gewicht und Fett verlierst, darf eine Waage nicht fehlen! Wenn dein Körpergewicht stagniert und du nicht weiter abnimmst, **dann reduziere die Kalorieneinnahme um etwa 100-200 kcal.** Selbst Profis starten eine Low Carb Diät manchmal mit 2800 Kalorien und sind am Ende bei knapp 2000 Kalorien.

2.) **Für alle die sich extrem dick fühlen** (stark übergewichtig): Du kannst getrost die vom Kalorienrechner ausgerechneten Kalorien an Low Carb Tagen von Anfang an um 400 Kalorien reduzieren, damit du möglichst schnell das viele Fett loswirst. Sollte das immer noch zu langsam gehen, kannst du in weiteren 100 kcal Schritten reduzieren, wie im 1. Punkt beschrieben. Halte dennoch deine Ladetage ein!

3.) **Vermeide Salz und Geschmacksverstärker und trink**

viel Wasser: Bei einer Diät versuchst du auch etwas Wasser von deinen Wassereinlagerungen zu verlieren. Wenn du viel trinkst, hat dein Körper immer Wasser zur Verfügung und muss kein Wasser einspeichern. Ca. 4-5 l Wasser am Tag sind optimal (klingt viel, aber dein Körper wird es dir danken). Kein Problem, wenn du das nicht täglich genau einhältst, versuch es aber so gut wie möglich! Salz und Geschmacksverstärker (vor allem Glutamat – viel in chinesischem Essen!) ziehen Körperwasser und sollten deshalb vermieden werden.

4.)   **Mache Notizen:** Um zu sehen, wie viel du abgenommen hast, ist es wichtig ein Heft, Buch, ... zu führen, indem du dein aktuelles Gewicht einträgst. Du musst dich nicht jeden Tag wiegen, aber alle 2-3 Tage das Gewicht zu notieren ist von Vorteil & auch empfehlenswert. In den meisten bereits erwähnten „Tracking Apps" ist das auch möglich.

5.) **Gesundheit:** In einer Low Carb Diät hat man meistens mehr Kalorien zu decken, als man denkt. Eier passen da perfekt hinein - Bitte schränke dich aber bei deinem Eier-Konsum etwas ein, wegen deiner Gesundheit.

6.)   **Esse Lebensmittel mit hohem Volumen, aber wenig Kalorien:** Ein Beispiel hierfür wäre Salat, da eine große Schüssel Salat kaum Kalorien hat. Somit kannst du viel essen, ohne wirklich viele Kalorien zu dir zu nehmen und das Ganze sättigt auch. Auch Kartoffeln haben beispielsweise eine geringe Kaloriendichte, das heißt, dass z.B. 100g Kartoffeln weniger Kalorien haben als 100g Nudeln (die eine sehr hohe Kaloriendichte haben)

7.) **Kaufe keine Süßigkeiten:** Wenn keine Süßigkeiten zu Hause sind, kommst du auch nicht in die Versuchung diese zu essen!

DEINE INDIVIDUELLEN ERNÄHRUNGSPLÄNE

Wir haben für dich perfekte Ernährungspläne erstellt, den du 1:1 übernehmen kannst.

Das Young Body System und deine Defintionsphase:
Über 24 Wochen folgt eine „Definitions-Phase" bei dem wir die Muskeln von dem Fett freilegen.

WIE KANN ICH JETZT DEN PLAN HERUNTERLADEN?

Um dir die Möglichkeit zu geben, die Ernährungspläne auszudrucken haben wir dir die Ernährungspläne auf Google Drive hochgeladen (Daten sind virengeschützt).

Gebe in deine Suchmaschine (Google, Firefox, Opera, …) folgenden Link ein:

https://bit.ly/2P1y6Us

Dann wähle deine Gewichtsklasse für deinen Ernährungsplan aus. Du kannst aus folgenden Gewichtsklassen wählen:

<50kg – 50-55kg – 55-60kg – 60-65kg – 65-70kg – 70-75kg – 75-80kg – 80-85kg – 85-90kg – 90-95kg – 95-100kg – 100-105kg – 105-110kg – 110-115kg – 115-120kg – 120kg+

Wie gesagt zuerst fängst du mit der Aufbauphase an (du wirst zunehmen für 16 Wochen) & erst nach den 16 Wochen wählst du deinen Ernährungsplan für die Defintionsphase (8 Wochen) aus.

Zum Dowload:

1. Gebe den oben genannten **Link** in deinen Browser ein
2. Klicke mit einen **Doppelklick (Linksklick) auf den Ordner Aufbauphase**
3. Klicke mit einem **Rechtsklick** auf den Ernährungsplan mit der passenden Gewichtsklasse
4. Klicke auf **Herunterladen**

UM MAXIMALE ERFOLGE ZU ERZIELEN BEACHTE FOLGENDE PUNKTE:

1. Bitte wiege dich regelmäßig und wähle in der Gewichtsklassen Übersicht, wenn du in eine andere Klasse fällst, deine neue Gewichtsklasse aus!
2. Wiege dich bitte immer in der Früh, vor dem Frühstück (auf nüchternen Magen), ohne Kleidung!

Erklärung zum Ernährungsplan: Auch wenn wir dir Montag bis Sonntag die Ernährung vorgegeben haben, ist jeder Tag austauschbar und so oft pro Woche durchführbar, wie du möchtest.

Angenommen, die Rezepte vom „Montag" schmecken dir am

besten und du kommst auch zeitlich (mit Kochen, Aufessen, ...) mit diesem Plan am besten zurecht. Du kannst somit auch für alle 24 Wochen in der Defintionsphase jeden Tag nach dem Montagsplan essen! Wir geben dir nur die Möglichkeit für etwas Abwechslung. Probiere mal alle Tage durch und sieh was dir gefällt.

Willkommen im Workout-Guide
deines Young Body Systems.

Hier erhältst du einen kurzen
Crashkurs zum Thema Training.

Wir haben hier viele wichtige Informationen und Tipps für dich zusammengetragen, die du dir unbedingt zu Herzen nehmen solltest, z.B. um Verletzungen zu vermeiden.

WICHTIGE TRAININGSTIPPS & INFORMATIONEN

DEINE AUFWÄRMROUTINE

Bevor ein Training starten kann muss man sich zuerst dem Aufwärmen widmen. Ganz besonders Beginner vernachlässigen dieses Thema gerne, da beim Aufwärmen ja keine Muskeln aufgebaut werden und warum sollte dann ein vernünftiges Aufwärmprogramm durchgeführt werden? Die Begründung hierfür ist ganz einfach: *Wir wollen unser Verletzungsrisiko im Training vermindern!*

Ok, aber was versteht man jetzt unter Aufwärmen?

Beim Aufwärmen gibt es zwei Arten:
- *Das allgemeine Aufwärmen (5min)*
- *Das spezifische Aufwärmen (5min)*
- **Beide Arten werden jedes Training durchgeführt!**

Starten wir mit dem allgemeinen Aufwärmen: Das allgemeine Aufwärmen zielt darauf ab deinen Körper auf Betriebstemperatur zu bekommen. Dies bedeutet, dass deine Muskeln warm werden. Das ist sehr wichtig, denn ein warmer Muskel ist leistungsfähiger als ein kalter! Da ein warmer Muskel mehr Muskelfasern gleichzeitig aktivieren kann, bist du in der Lage mehr Gewicht zu heben. Zusätzlich wird das Risiko auf Zerrungen und Muskelfaserrisse reduziert.

Wie bringe ich jetzt meinen Körper auf Betriebstemperatur?

Indem du dich mit folgenden Geräten in deinem Training aufwärmst für ca. 5-10min:

- Hometrainer
- Laufband
- Crosstrainer
- Stepper, …

Die Wahl welches Cardiogerät du benutzt, bleibt dir überlassen!

Hierbei beachten, dass du ca. 60% deiner maximalen Leistung nutzen solltest, also ganz locker bleiben.

- Weiter zum **spezifischen Aufwärmen**: Hierbei wird speziell die Schultermuskulatur aufgewärmt.

Dieses Aufwärmprogramm sollte auch vor einem Beintraining durchgeführt werden, denn dort können die Schultern bei dem Squat (Kniebeuge) auch belastet werden.

- Arme kreisen vorwärts + rückwärts. Arme sind ausgestreckt und es wird mit kleinen Bewegungen angefangen, diesen werden dann immer größer. **12 bis 15-mal vorwärts und rückwärts.**
- **Schüttle deine Arme kurz aus und wiederhole das Armkreisen nochmal.** Achte darauf wirklich große sowie sehr kleine Kreise zu machen. **12 bis 15-mal vorwärts und rückwärts.**

Nach dem Armkreisen (wenn Zugang zu Thera-Band): Schulterbereich aufwärmen mit einem Thera-Band:

1. Thera-Band etwas breiter als schulterbreit in die Hand nehmen, eure Arme mit dem Thera-Band nach vorne ausstrecken und das Band zu eurer Brust ziehen (Arme einfach zur Seite ziehen) (10-12 Wiederholungen)
2. Ähnlich wie 1., bei dieser Variante gebt ihr eure Arme etwas höher in die Luft und zieht dann das Band wieder zu eurer Brust (10-12 Wiederholungen)
3. Arme ausgestreckt über den Kopf mit dem Thera-Band (weiter als schulterbreit) in der Hand. Die Arme nach

außen bewegen und das Thera-Band hinter deinen Kopf bewegen (10-12 Wiederholungen)
4. Thera-Band schulterbreit in die Hand nehmen. Die Oberarme bleiben am Oberkörper fixiert und die Unterarme bewegen sich nach außen.

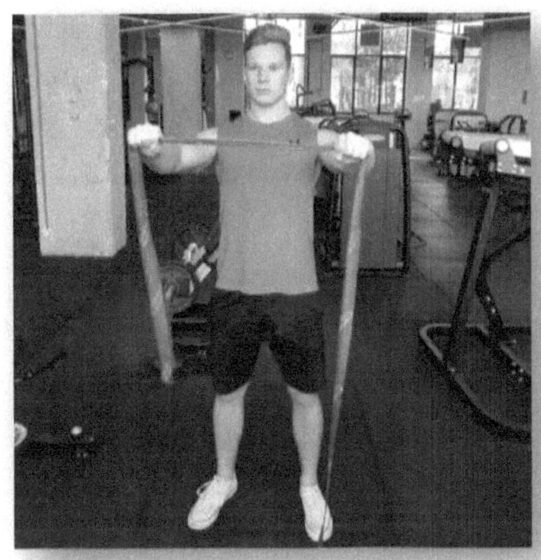
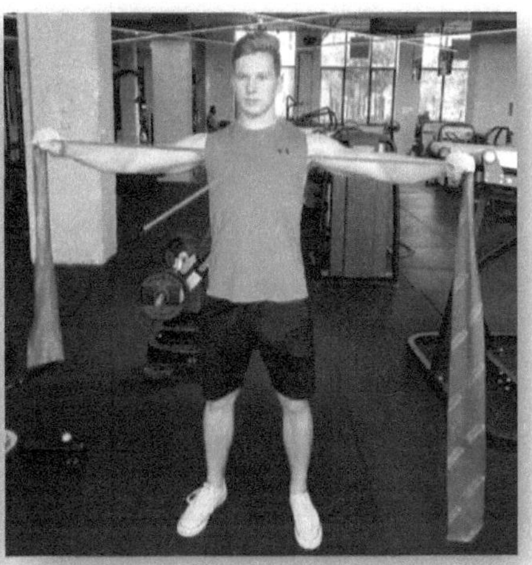
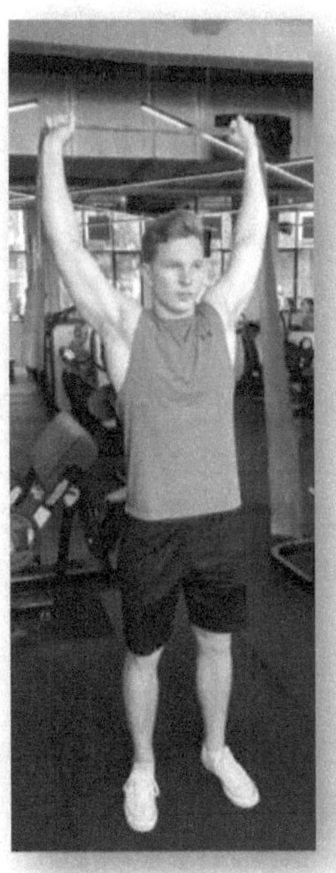
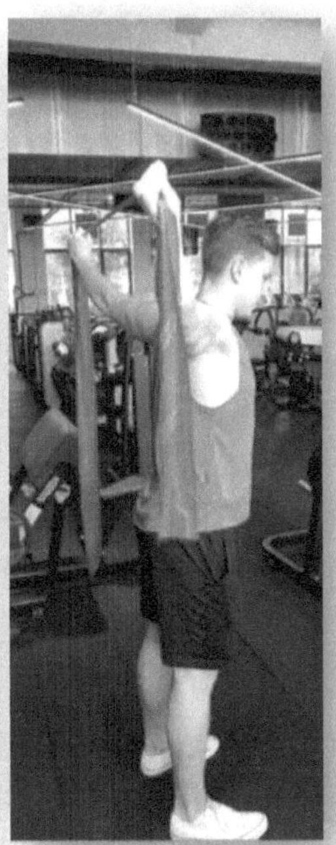
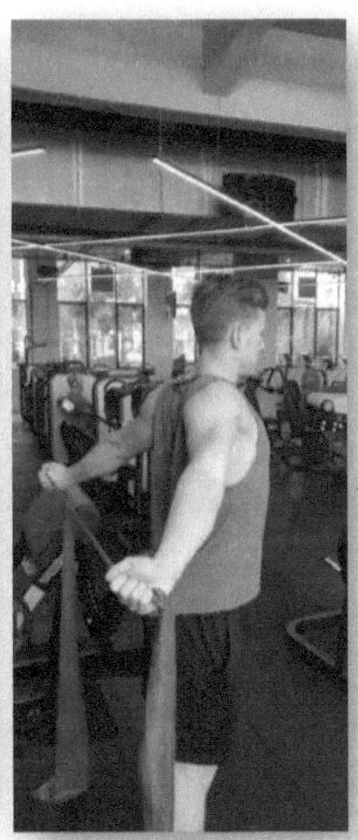

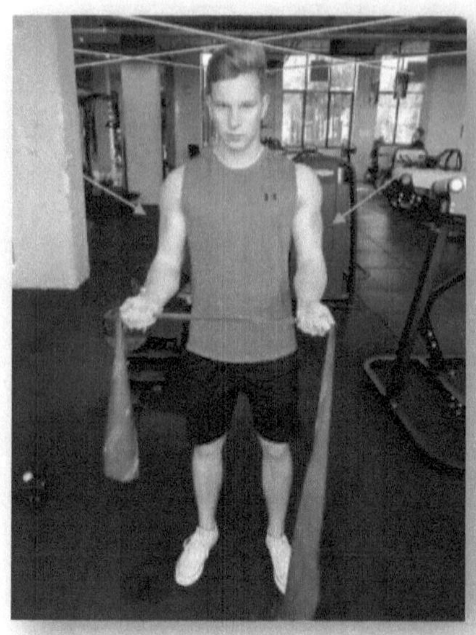 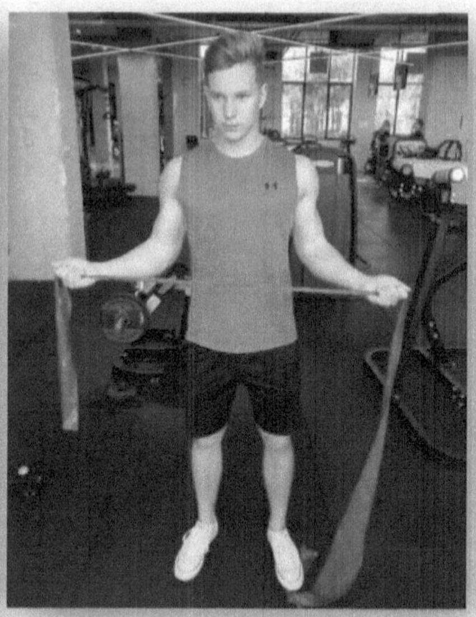

***Du hast alles ausgeführt? Dann starten wir jetzt mit dem Aufwär-
men vor einer Übung:***
Nehmen wir hier als Beispiel die Übung Bankdrücken. Beispielsweise dein Satzgewicht sind 60kg (4x8):
Wärme zuerst deine Brust durch Sätze mit leichterem Gewicht
auf. Das bedeutet zuerst 30kg und dann 40kg. Achte bei der Intensität darauf, dass du deinen Muskel nur leicht stimulierst und
nicht auspowerst, da wir unseren Muskel auf unser Satzgewicht
(60kg) vorbereiten wollen. Auspowern kannst du ihn dann bei
deinem 60kg Arbeitssatz!

Beachte stets:
Verletzungen können auch beim Aufwärmen entstehen, deshalb
ist es umso wichtiger, dass du beim Aufwärmen mit dem Thera-
Band vorsichtig anfängst. Das heißt, mit langsamen Bewegungen
anfangen und das Thera-Band nicht zu eng angreifen. Nach ein
paar Wiederholungen kannst du die Intensität leicht erhöhen.
***Du hast alles ausgeführt? Dann starten wir jetzt mit dem Aufwär-
men vor einer Übung:***
Nehmen wir hier als Beispiel die Übung Bankdrücken. Beispiel-

sweise dein Satzgewicht sind 60kg (4x8):

Wärme zuerst deine Brust durch Sätze mit leichterem Gewicht auf. Das bedeutet zuerst 30kg und dann 40kg. Achte bei der Intensität darauf, dass du deinen Muskel nur leicht stimulierst und nicht auspowerst, da wir unseren Muskel auf unser Satzgewicht (60kg) vorbereiten wollen. Auspowern kannst du ihn dann bei deinem 60kg Arbeitssatz!

ATMUNG IM KRAFTSPORT

Die Atmung spielt eine wichtige Rolle, wenn es darum geht, das Gewicht zu bewältigen. Jedoch wissen viele Kraftsportbegeisterte nicht, wann sie ausatmen oder einatmen müssen. Um das Ganze zu erläutern, haben wir eine kurze Erklärung und einige Beispiele für dich angeführt.

Das **Ausatmen** wird bei der **konzentrischen Bewegung** (ein gewisser Widerstand, also das Gewicht, wird überwunden) durchgeführt. Also im „anstrengenden Teil" der Übung.

Beispiele:
1.) *Bankdrücken*: Die Stange liegt auf deiner Brust und du drückst das Gewicht nach oben → konzentrisch, da ein Widerstand überwunden wurde. Bei dieser Bewegung atmest du aus!
2.) *Kreuzheben*: Das Stange liegt am Boden und du hebst sie nach oben → konzentrisch → Ausatmen!
3.) *Kniebeuge*: Du bist in der Hocke und drückst das Gewicht nach oben → konzentrisch → Ausatmen!

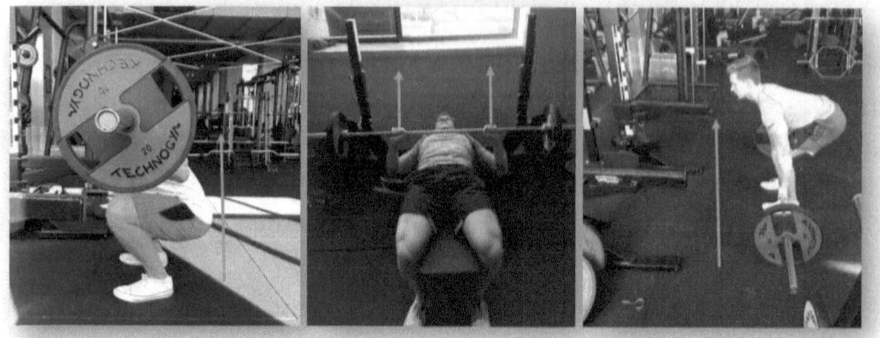

Bei der **exzentrischen Bewegung** (du wirkst einen gewissen Widerstand, also dem Gewicht, entgegen) wird das **Einatmen** durchgeführt.

Beispiele:

1.) ***Bankdrücken***: Die Stange ist über dir und du führst die Negativbewegung (Bewegung nach unten) aus. Also führst du eine exzentrische Bewegung aus. Das bedeutet du atmest ein!

2.) ***Kreuzheben***: Die Stange ist über den Boden und du führst die Bewegung nach unten aus, also einatmen.

3.) ***Kniebeuge***: Du bist in der Ausgangsstellung und bewegst dich leicht nach unten, das bedeutet einatmen!

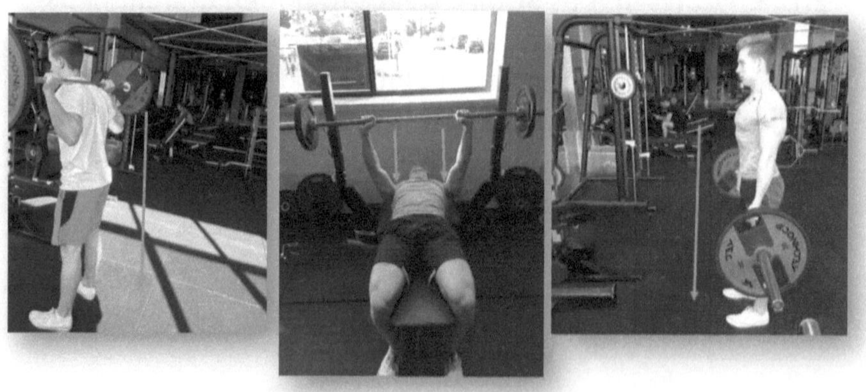

TRAININGSGEWICHTE & STEIGERUNG

Wie findest du dein richtiges Trainingsgewicht? Die Antwort ist ganz einfach. Wir geben dir ja für jeden Trainingsplan eine gewisse Wiederholungsanzahl vor. Beispielsweise steht in deinem Trainingsplan: *Bankdrücken mit 10 Wiederholungen.* Dann musst du das Gewicht so wählen, dass du die 10 Wiederholungen **gerade noch** schaffst (ohne Hilfe!). Wenn du beispielsweise mehr als 10 Wiederholungen durchführen kannst, dann musst du ein höheres Gewicht nehmen. Somit kannst du deine Muskeln schön ausbrennen und erzielst maximale Erfolge.

Zur Gewichtssteigerung: Die Gewichte zu steigern im Training ist das A und O. Denn die Erhöhung von Gewichten führt zu einem neuen Reiz in deinen Muskeln. Was bedeutet das? Deine Muskeln wachsen! **ABER** das bedeutet nicht, dass du bei jeder Erhöhung der Gewichte im Training breiter wirst. Das hängt zusätzlich von den Faktoren Schlaf, Ernährung & deinem Trainingsplan ab.

*Eine Erhöhung der Gewichte kann deine Muskeln **zusätzlich** beeinflussen zu wachsen.*

Wann, um wie viel und wie oft steigere ich das Gewicht?
Erklären wir das ganze an einem einfachen Beispiel:

In Lukas Trainingsplan steht beim Bankdrücken: 4 Sätze mal 8 Wiederholungen. Aktuell macht er die Übung mit 60 kg.

Wir gehen jetzt folgende Szenarien durch & überlegen uns, ob Lukas bereit ist, das Gewicht zu steigern oder nicht:

Szenario 1: Lukas schafft in seinem Training 3 Sätze 8-mal & beim letzten Satz nur 7 Wiederholungen.

- In diesem Fall ist es nicht sinnvoll, dass Lukas das Gewicht steigert, denn dies sollte er erst machen, wenn er in der Lage ist 3 Sätze zu je 8 Wiederholungen zu bewältigen und **beim letzten Satz sogar mehr als 8 Wiederholungen**

schaffen kann.

Szenario 2: Lukas schafft in seinem Training 4 Sätze 8-mal, jedoch beim letzten Satz schafft er die letzten 3 Wiederholungen gerade noch.

- Na, wer hat aufgepasst? In diesem Fall ist es sinnvoll, das Gewicht noch **nicht** zu erhöhen und im nächsten Training, beim letzten Satz mehr als 8 Wiederholungen zu bewältigen! Also im nächsten Training sollte Lukas noch dasselbe Gewicht verwenden und danach kann er das Gewicht steigern!

Um wie viel soll Lukas das Gewicht jetzt steigern?

- Das hängt davon ab, wie leicht das Gewicht für Lukas ist. Hierfür wieder ein Beispiel:

Szenario 1: Lukas drückt auf der Bank 80kg 3x10 (Dank YBS). Jetzt schafft er bei den ersten zwei Sätzen 10 Wiederholungen. Und bei seinem dritten (letzten) Satz schafft er sogar 11 Wiederholungen.

- In diesem Fall bietet es sich an, dass er das Gewicht um ca. 2-3kg erhöht. Also im nächsten Training 82/83kg, da er das Gewicht "locker" geschafft hat. Eine 5kg Steigerung wäre erst sinnvoll, wenn er eine noch höhere Wiederholungsanzahl beim letzten Satz bewältigt. In Bezug auf Maschinen muss man sich an den verschiedenen Gewichtsstufen orientieren, die man einstellen kann. Am besten einfach eine Stufe höher stellen & ausprobieren!

Was ist mitzunehmen?

- Gewichtsteigerung hängt davon ab wie leicht du das Gewicht „meisterst". Schaffst du beispielsweise bei deinem letzten Satz 2 Wiederholungen mehr als geplant, empfehlen wir dir das Gewicht langsam zu steigern!

Wie oft steigere ich jetzt das Gewicht?

- Das kann man jetzt nicht genau sagen, da nicht jeder Tag wie der andere ist. An einem Tag haben wir mehr Energie, an anderen weniger. Wichtig ist, dass du erst das Gewicht steigerst, wenn du dich in der Lage dazu fühlst. Also nicht meinen, dass jedes Training um 5kg gesteigert werden muss. Irgendwann spielt einfach die korrekte Ausführung nicht mehr mit und was kommt dann? Verletzungen – Und die wollen wir vermeiden! Gib aber auf jeden Fall immer Vollgas im Training und geh bis an dein Limit!

MIND-MUSCLE CONNECTION

Dieses Thema ist sehr schwierig zu erklären und zu meistern, aber essenziell, wenn du wirklich echten Erfolg im Kraftsport haben möchtest. Auch wenn es wie etwas magisches klingt, die Mind-Muscle Connection gibt es wirklich und ist im Grunde genommen dasselbe wie „Körpergefühl" oder einfach Konzentration. Blöd gesagt: Wenn du willst, dass sich dein Bizeps anspannt, dann tut er das auch – Du kontrollierst (mit deinem Mind) also deinen Körper, und zwar jede einzelne Muskelfaser. Wenn du trainierst, ist es unfassbar wichtig, dass du dich darauf konzentrierst genau die Muskeln zu spüren, die du trainieren willst. Wenn du also das nächste Mal Bankdrücken machst, nimm als Experiment einmal ganz wenig Gewicht, schließe deine Augen und versuch während der Übung die Brust perfekt zu spüren. Ein Profi kann beim Bankdrücken auch ohne Gewicht sich komplett auspowern – du wirst sehen, wie viel intensiver dein Training wird, wenn du diesen Skill beherrscht!

AUSFÜHRUNG GEHT ÜBER GEWICHT

Wenn du das mit der Mind-Muscle-Connection gut hinbekommst, sollte das ein Kinderspiel für dich sein. Trotzdem, im Gym gilt das Motto: ***Das Ego bleibt zuhause!*** Schau dir die korrekte Ausführung in unseren Videos an, oder lass sie dir von einem Trainer im Gym erklären (wenn du einen „kostenlosen" Trainer im Gym hast, der sich auch auskennt). Nimm dann nur so viel Gewicht, dass du die Ausführung immer noch sauber, langsam und fokussiert durchziehen kannst. Ansonsten trainierst du den falschen Muskel, verletzt dich oder Schlimmeres.

RECHTZEITIG REAGIEREN

Grundsätzlich gilt: um deine Ziele zu erreichen musst du dich genau an unsere Pläne halten und Vollgas geben – Hard work always pays off!

Wir müssen trotzdem darauf hinweisen, dass solltest du dich, während dem Training verletzen, du stärkere Schmerzen in Gelenken o.Ä. verspürst, solltest du natürlich sofort einen Arzt aufsuchen! Handle dann so, wie der es dir empfiehlt, Gesundheit hat immer oberste Priorität!

Sei aber auch immer ehrlich zu dir selbst und nicht zimperlich! Du musst nicht wegen Muskelkater zum Arzt gehen und das Training aussetzen. Wenn du ein kompletter Anfänger bist, solltest du erstmal einen Referenzwert entwickeln, was es überhaupt heißt, an seine Grenzen zu gehen und wirklich erschöpft zu sein – Leute sind immer wieder erstaunt wieviel sie eigentlich körperlich bewältigen können. Pushe dich also unbedingt! Und sollte es wirklich ein echtes Problem geben -> natürlich geht die Gesundheit vor.

DELOAD-PHASE

Solltest du nach ca. 10-12 Wochen merken, dass du im Training weniger Leistung erbringst als zuvor, ist das ein Zeichen, dass du im Übertraining bist und dein Zentrales Nervensystem überlastet ist. Das kann aber natürlich nur passieren, wenn du von den uns vorgegebenen Trainingsplan auch wirklich eingehalten hast und kein Training verpasst hast Also, solltest du schon länger trainieren, bzw. es in letzter Zeit etwas übertrieben haben, kannst du deinen Körper mit einer sog. „Kompensation" entlasten und für neue Fortschritte und Gains vorbereiten. Das schaffst du, mit sog. **„Deload-Phasen"**, in denen du leichtes Training durchführst, z.B. mit nur 50% deines üblichen Arbeitsgewichtes, weniger Sätzen und/oder weniger Trainingstagen. Die Anzahl der Wiederholungen wird auch etwas verringert. Sollte dein Körper komplett am Ende sein, hilft nur eine „Superkompensation" – also eine komplette trainingsfreie Woche. Wir sind uns sicher, dass du so etwas vermeiden möchtest, deshalb empfehlen wir dir alle 10-12 Wochen eine „Deload-Phase" durchführen, für 5-7 Tage. Bei unseren auf ein Semester ausgerichteten Trainingsplänen ist das dennoch optional und du wirst nicht tot umfallen, wenn du die Deload-Phase vergisst o.Ä. Aber gehe bitte verantwortungsvoll mit deinem Körper um, du bist selbst für ihn verantwortlich!

ALLGEMEINES TRAININGSWISSEN

FREQUENZ UND VOLUMEN

- *Trainingsfrequenz*: die Anzahl der Trainingseinheiten pro Muskelgruppe pro Woche
- *Trainingsvolumen*: die Menge an Sätzen und die generelle Intensität für eine Muskelgruppe pro Training.

Einfach ausgedrückt bedeutet das: Die Trainingsfrequenz sagt aus wie oft du beispielsweise in der Woche Brust trainierst und Trainingsvolumen wie viele Sätze Brust du pro Training absolvierst. Als Anfänger sind deine Muskeln externe Reize (Krafttraining setzt Reize) noch nicht sonderlich gewohnt, weswegen auch schon nach wenigen Sätzen sprichwörtlich Ende im Gelände ist und du kaum mehr eine vernünftige Leistung erreichen kannst. Doch mit der Zeit passt sich dein Muskel an den Reiz an, entwickelt eine Resistenz und Ausdauer und ist nun in der Lage mehr Sätze zu absolvieren. Das Ziel sollte bei jedem Training sein, deinen Muskel maximal auszupowern. Das reicht als Anfänger mit ein paar Sätzen.

GRUNDÜBUNGEN

Der Grundstein für dein Training sollten immer die sog. Grundübungen sein (Bankdrücken, Kniebeugen, Langhantel Rudern, etc.) Wir haben sie dir hier immer vorgegeben. Doch leg den Fokus bei diesen Übungen auch darauf, dass du dich im Gewicht steigerst (bitte nur, mit der korrekten Ausführung!), wie weiter oben unter dem Punkt „Progress" erklärt.

BIZEPS NICHT GLEICH BIZEPS

Wie der lateinische Name schon verrät, ist der Bizeps nicht nur ein Muskel, er besteht aus 2 (Bi = 2) Muskelköpfen. So ist es auch bei (fast) jedem anderen Muskel. (Trizeps = 3 Köpfe, Quadriceps (Oberschenkel) – 4 Köpfe, etc…) Je nach Bizepsübung und Griff wird ein anderer Teil des Bizeps trainiert. So ähnlich sieht es auch bei den anderen Muskeln aus. Also achte darauf, möglichst verschiedene Griffe und Übungen für eine Muskelgruppe zu kombinieren somit kann der gesamte Bizeps ausgelastet werden. In deinen Trainingsplänen von uns wurde das schon für dich gemacht!

WIEDERHOLUNGSSPANNEN UND IHRE BEDEUTUNG

Der Hypertrophie-Bereich beschreibt eine Wiederholungsanzahl, bei der der Muskel einen **„besonders starken Wachstumsreiz"** bekommt. Grundsätzlich bekommt ein Muskel bei jeder Wiederholungszahl einen Wachstumsreiz. Einige Wiederholungsbereiche haben aber gezeigt, dass sie **effektiver** Muskeln aufbauen können mit weniger Verletzungen und einer geringeren Erschöpfung deines Körpers. Dieser Bereich liegt zwischen **6 und 15 Wiederholungen**. Das zeigen am besten die beiden Studien von Schoenfeld (*Resistance Training Volume Enhances Muscle Hypertrophy but Not Strength in Trained Men., 2019*) & (*Effects of different volume-equated resistance training loading strategies on muscular adaptations in well-trained men, 2014*).

Wiederholungsbereiche, die darunter sind (1-5), verbessern **vor allem deine Kraft**. Sie können in Kombination mit anderen Übungen und Wiederholungsanzahlen auch einen extremen Muskelwachstumsreiz setzen. Höhere Wiederholungsanzahlen, also

15+, stärken unter anderem auch deine Muskelausdauer. Dadurch wirst du resistenter gegen Ermüdung im Training. Deswegen ist dein Training mit verschiedensten Wiederholungsanzahlen gestaltet, um deine Muskeln maximal (mit Köpfchen) auszupowern und du weniger Verletzungsrisiko hast.

WICHTIG: Für Anfänger reicht aber über lange Zeit der „normale Hypertrophie-Bereich" = 6 – 15 Wiederholungen, etwas Abwechslung schadet allerdings nie. **Schrecke also niemals davor zurück, neue Dinge auszuprobieren.** Auch der Kraft-Ausdauer Bereich kann zu einem besseren Wachstum führen. *Das ist also kein magischer Bereich, in dem du nach einem Training die Muskeln verlierst.*

Fazit zu Wiederholungsbereichen: Du solltest dich hauptsächlich auf den Bereich von 6-15 Wiederholungen konzentrieren, 1-2 Übungen im Kraft (mit dem 5x5 System – 5 Sätze zu je 5 Wiederholungen) und Kraft-Ausdauer-Bereich, machen dein Training aber deutlich vielfältiger und setzen mehr & neue Reize. **In deinen von uns erstellten Trainingsplänen wurde das natürlich bereits gemacht.**

Wiederholungsbereiche:

- 1-5 Wdh. = Kraft
- 6-15 Wdh. = „Hypertrophie (Muskelwachstum)"
- 15+ Wdh = Kraftausdauer

ÜBUNGEN MIT FREIEM GEWICHT

beanspruchen mehr Muskeln, daher sind sie den Übungen an Geräten in der Ablauffolge, aber auch generell, vorzuziehen.

BEENDE DIE MUSKELGRUPPE

die du begonnen hast zu trainieren, bevor du dich auf die Nächste stürzt. (alle 3 Brustübungen absolvieren, bevor eine Schulterübung begonnen wird beispielsweise) Ausnahmen gibt es natürlich, z.B. bei Antagonistischen Trainingsplänen, der ist aber auch noch einmal was für Fortgeschrittene.

VOM GROSSEN INS KLEINE

Bei 2er- und 3er-Split fängt man im Training grundsätzlich mit den großen_Muskelgruppen UND den Grundübungen (Kreuzheben, Bankdrücken, Squats) an. Diese beanspruchen nämlich die meisten Muskeln und lassen sich somit nur dann mit einem für dich angemessen Gewicht bewältigen, wenn deine Muskeln nicht schon durch andere Übungen vorermüdet sind. Nach und nach folgen Übungen, die immer mehr gezielt einen Muskel trainieren (Isolationsübungen). Kurzgefasst: Du arbeitest dich grundsätzlich von Grundübungen, die viele, große Muskelgruppen beanspruchen zu Übungen, die nur mehr 1 bis 2 stimulieren. An einem Brusttag bzw. Push-Tag, sieht das dann beispielsweise folgendermaßen aus: Bankdrücken → geführte Schräge Bankpresse → Cable-Flies → Schulter (Seitheben) → Trizeps (Frenchpress → > Trizepsdrücken am Kabelzug. Hier siehst du auch, dass wir auch beim „kleinen" Trizeps mit einer Übung beginnen, die fast den ganzen Trizeps anspricht und danach zu einer Übung übergehen, die einen speziellen Teil (Kopf) des Trizeps trainiert. Auch hier: das wurde natürlich bereits in deinem Trainingsplan für dich nach diesem Schema erstellt.

DEINE INDIVIDUELLEN TRAININGSPLÄNE

Wir haben für dich mehrere Trainingspläne, an dein Erfahrungslevel angepasst. In den nächsten 6 Monaten wechseln wir regelmäßig den Trainingsplan, damit du dich konstant steigern und verbessern kannst.

So wird in den nächsten 6 Monaten dein Training aussehen:

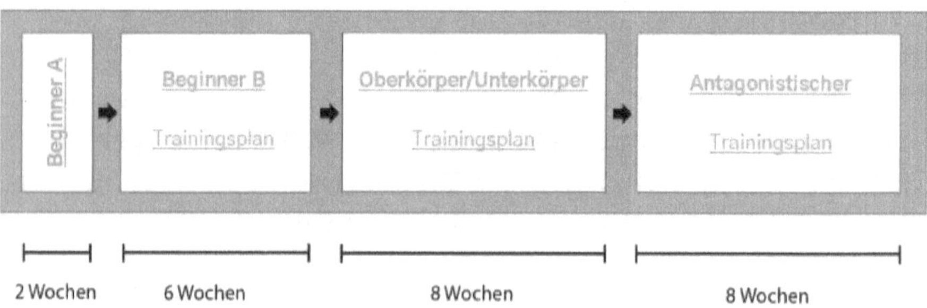

Für alle Übungserklärungen in deinen Trainingsplänen, kannst du dir auf beispielsweise Youtube oder auf uebungen.ws die entsprechenden Erklärungen ansehen!

BEGINNER QUICK START

Für die ersten 2 Wochen deines Trainings muss sich dein Körper erstmal an richtiges Krafttraining gewöhnen.
Du kannst jetzt entscheiden, ob du diese „Eingewöhnungsphase" zuhause oder im Fitnessstudio durchziehen willst. Falls du noch keine Mitgliedschaft in einem Fitnessstudio hast, ist es möglich sofort mit dem Training zuhause loszulegen. Du solltest dir aber in den kommenden Tagen schnellstmöglich ein Gym suchen & dich anmelden – Langfristige, optimale Erfolge kannst du dir nur mit richtigem Equipment holen. Sobald du in diesen kommenden 2 Wochen die Möglichkeit hast, auf den Trainingsplan für Fitnessstudios umzusteigen – Tu es! Deine Erfolge werden es dir danken, schweres Training mit ordentlichen Gewichten ist weit effektiver als Homeworkouts!

Also, starten wir gleich los!

HOMEWORKOUT (BEGINNER A)

Damit du dich an die Materie Kraftsport rantasten kannst, haben wir einen Trainingsplan für dich erstellt, den du zu Hause durchführen kannst. Dieser Plan ist nicht verpflichtend - er dient dazu, erstmals Kraft aufzubauen (wenn du vorher noch nie trainiert hast) und dich ein bisschen an das Training allgemein zu gewöhnen.

Du wirst damit jedoch nicht die schnellsten Ergebnisse erzielen, wenn du also möglichst schnell aufbauen möchtest, kannst du mit dem „Fitnessstudio" Plan starten.

3-4 Mal pro Woche sollte dieser Plan durchgeführt werden, **mit 1-2 Pausetagen** dazwischen.

1-Mal pro Woche (egal - z.B. Sonntag) machst du den HIIT Zirkel (ca. 15min)!

Zusätzlich (optional) kannst du laufen gehen, so viel & intensiv du möchtest! Dadurch verbrennst du extra Kalorien und nimmst schneller ab – das ist aber nicht verpflichtend!

Dauer des Workouts: ca. 35-45min + Aufwärmen (= ca. 2,5 Stunden Training pro Woche) + 15 min HIIT

Betroffene Muskelgruppe	Name der Übung	Anzahl der Wiederholungen	Länge der Pause
Beine	*Ausfallschritte*	4 x 15-20	60-90s
Beine	*Kniebeugen (ohne Hanteln, nur Körpergewicht)*	4 x 15-20	60-90s
Brust	*Liegestütz – mit Hilfe*	3 x 8-15 (je nach Leistungstand)	60-90s
Schultern	*Seitheben (Statt Kurzhantel mit Flaschen)*	3 x 15-20	60-90s
Trizeps	*Arnold-Dips*	2 x 15-20	60-90s
Rücken	*Rudern mit Handtuch liegend*	3 x 15-20	60-90s
Bauch	*Leg Raises – liegend*	3 x 12-15	60-90s
Bauch	*Criss Cross (Käfer)*	3 x 12-15 pro Seite	60-90s

Betroffene Muskelgruppe	Name der Übung	Anzahl der Dauer
Ganzkörper	*High to Low Plank* *Alternative: Plank*	30 Sekunden
Ganzkörper	*Jump Squats*	30 Sekunden
Ganzkörper	*Skippings*	30 Sekunden
Ganzkörper	*Bergsteiger*	30 Sekunden
Ganzkörper	*Burpees*	30 Sekunden

Ablauf:

1. 5 Übungen hintereinander ohne Pause dazwischen ausführen
2. Nach der letzten Übung 30s Pause
3. Dann wieder mit der ersten Übung starten
4. Den gesamten Zirkel 5-mal ausführen (Minimum) = 15min insg.
5. Versuch dich beim nächsten Mal zu steigern – d.h. bei jedem Training besser werden & mehr Zirkel machen (z.B. 6,7,8···)

BEGINNER A – FITNESSSTUDIO

Jetzt zeigen wir dir, wie du richtig durchstartest mit Kraftsport im Fitnessstudio - jetzt werden endlich die Hanteln geschwungen! Dein erster Trainingsplan in einem Gym ist ein so genannter Ganzkörperplan.

Bei einem Ganzkörper-Training wird, wie der Name schon sagt, bei einer Trainingseinheit der gesamte Körper beansprucht, das bedeutet:

1. Beine
2. Rücken
3. Brust
4. Schulter

5. Bizeps
6. Trizeps
7. (optional: Bauch)

Warum eignet sich ein Ganzkörpertraining besonders bei Anfängern?

1. Anfänger benötigen weniger starke (Trainings-) Reize pro Muskel, um Muskulatur aufzubauen. Deshalb ist 1 Übung pro Muskelgruppe optimal.

2. Sekundärmuskulatur. Als Anfänger hast du noch keine starke Sekundärmuskulatur aufgebaut. (= Muskeln, die bei einer Übung zusätzlich mittrainiert werden & Gelenke, Sehnen, etc. die sich an das Bewegen schwerer Gewichte gewöhnen müssen.

Dieser Plan ist für genau diese beiden Zwecke erstellt worden.

3 Mal pro Woche sollte dieser Plan durchgeführt werden, mit **1-2 Pausetagen** dazwischen.

1-Mal pro Woche (egal - z.B. Sonntag) machst du den HIIT Zirkel (ca. 15min)!

Zusätzlich (optional) kannst du laufen gehen, so viel & intensiv du möchtest! Dadurch verbrennst du extra Kalorien und nimmst schneller ab – das ist aber nicht verpflichtend!

Betroffene Muskelgruppe	Name der Übung	Anzahl der Wiederholungen	Länge der Pause
Ganzer Körper	*Aufwärmroutine*	–	–
Beine	*Ausfallschritte*	4 x 15–20	60–90s
Beine	*Beinpresse*	4 x 12–15	60–90s
Brust	*Brustpresse*	4 x 12–15	60–90s
Rücken	*Latzug – Breit*	4 x 15–20	60–90s
Schultern	*Schulterpresse*	3 x 15–20	60–90s
Cardio	*Laufband oder Hometrainer*	20min durchgehend	

Betroffene Muskelgruppe	Name der Übung	Anzahl der Dauer
Ganzkörper	*High to Low Plank* *Alternative: Plank*	30 Sekunden
Ganzkörper	*Jump Squats*	30 Sekunden
Ganzkörper	*Skippings*	30 Sekunden
Ganzkörper	*Bergsteiger*	30 Sekunden
Ganzkörper	*Burpees*	30 Sekunden

Ablauf:

1. 5 Übungen hintereinander ohne Pause dazwischen ausführen
2. Nach der letzten Übung 30s Pause
3. Dann wieder mit der ersten Übung starten
4. Den gesamten Zirkel 5–mal ausführen (Minimum) = 15min insg.
5. Versuch dich beim nächsten Mal zu steigern – d.h. bei jedem Training besser werden & mehr Zirkel machen (z.B. 6,7,8···)

Dauer des Workouts: ca. 1h 15 min + Aufwärmen (= ca. 3,5 Stunden Training pro Woche) + 15min HIIT

BEGINNER B

So, jetzt geht's aber zu wirklich 100% los. Der Beginner B Trainingsplan ist ebenfalls ein Ganzkörper-Plan, ist aber ein bisschen anders aufgebaut.

Wir haben 2 Trainingspläne für dich. Du machst die beiden Trainingspläne immer abwechselnd. Dazwischen immer 1 -2 Pause Tage. 3-mal pro Woche solltest du diesen Plan ausführen.

1-2 Tage Pause zwischen den Trainings sind optimal.

+ **1-mal pro Woche** (wie immer) HIIT Zirkel! Egal welcher Tag, z.B. Sonntag!

Zusätzlich (optional) kannst du laufen gehen, so viel & intensiv du möchtest!

Betroffene Muskelgruppe	Name der Übung	Anzahl der Wiederholungen	Länge der Pause
Ganzer Körper	*Aufwärmroutine*	–	–
Beine	*Kniebeugen LH*	4 x 10–12	60–120s
Beine	*Hip-Thrusts*	3 x 12–15	60–90s
Rücken	*LH-Rudern*	3 x 10–12	60–120s
Brust	*KH-Bankdrücken*	3 x 10–12	60–90s
Schulter	*Schulterdrücken-KH*	3 x 12–15	60–120s
Trizeps	*Trizepsdrücken Seil*	4 x 12–15	60–90s
Cardio	*Laufband oder Hometrainer*	20min durchgehend	

Betroffene Muskelgruppe	Name der Übung	Anzahl der Wiederholungen	Länge der Pause
Ganzer Körper	*Aufwärmroutine*	–	–
Beine	*Ausfallschritte*	4 x 15–20	60–120s
Beine	*Beinpresse*	4 x 10–12	60–120s
Beine	*Kickbacks am Kabelzug*	2 x 12–15	60–120s
Rücken	*Langhantel-Rudern*	3 x 10–12	60–120s
Brust	*Kabelzug Flys*	3 x 12–15	60–90s
Schulter	*Seitheben KH*	3 x 10–12	60–90s
Bizeps	*KH-Bizepscurls*	4 x 10–12	60–90s
Cardio	*Laufband oder Hometrainer*	20min durchgehend	

Betroffene Muskelgruppe	Name der Übung	Anzahl der Dauer
Ganzkörper	*High to Low Plank* *Alternative: Plank*	30 Sekunden
Ganzkörper	*Jump Squats*	30 Sekunden
Ganzkörper	*Skippings*	30 Sekunden
Ganzkörper	*Bergsteiger*	30 Sekunden
Ganzkörper	*Burpees*	30 Sekunden

Ablauf:

1. 5 Übungen hintereinander ohne Pause dazwischen ausführen
2. Nach der letzten Übung 30s Pause
3. Dann wieder mit der ersten Übung starten
4. Den gesamten Zirkel 5–mal ausführen (Minimum) = 15min insg.
5. Versuch dich beim nächsten Mal zu steigern – d.h. bei jedem Training besser werden & mehr Zirkel machen (z.B. 6,7,8···)

Dauer des Workouts (beide Pläne): ca. 1h 10min + Aufwärmen (= ca. 3,5 Stunden Training pro Woche) + 15min HIIT & Cardio

INTERMEDIATE QUICK START

Da du schon einiges an Erfahrung mitbringst, fängst du mit einem Oberkörper / Unterkörper Plan an. Dieser gehört zu den beliebtesten Trainingssplits der Welt! Und das nicht ohne Grund.

Da du kein kompletter Anfänger mehr bist, benötigen deine Muskeln schon etwas mehr Reiz, um zu wachsen. Deshalb solltest du nicht nach einem Ganzkörperplan trainieren, in dem jeder Muskel nur mit einer Übung bearbeitet wird. Durch die Aufteilung in 2 Tage kannst du einzelne Muskeln mit mehr Übungen und Sätzen trainieren, was dem Muskel auch mehr Anreiz gibt zu wachsen. Die Menge von Übungen und Sätzen in einem Trainingsplan nennt man übrigens „Volumen". Und eben diese ist bei deinem ersten Trainingsplan deutlich höher als bei einem Plan für Beginner.

Vor allem der Unterkörper (ganz besonders wichtig für Muskelwachstum im gesamten Körper) wird mit diesem Plan sehr gut – und oft – trainiert.

OBERKÖRPER / UNTERKÖRPER TRAINING-SPLAN

In einem Oberkörper/Unterkörper Plan wird dein Training nun auf 2 Trainingstage aufgeteilt.

Der Oberkörper/Unterkörper Trainingsplan sollte **3-4-mal pro Woche** durchgeführt werden. Zwischen den Trainings 1-2 Tage Pause.

Pro Woche sollte **1x Oberkörper und 2x Unterkörper** trainiert werden! Wenn du motiviert bist, kannst du noch ein extra Oberkörper-Training pro Woche drauflegen.

+ 1-mal pro Woche (wie immer) HIIT Zirkel! Egal welcher Tag, z.B. Sonntag!

Zusätzlich (optional) kannst du laufen gehen, so viel & intensiv du möchtest!

Betroffene Muskelgruppe	Name der Übung	Anzahl der Wiederholungen	Länge der Pausen
Ganzer Körper	*Aufwärmroutine*	–	–
Brust	*Bankdrücken – Langhantel*	3 x 8 –10	100–120s
Brust	*Dips (bei Bedarf mit Hilfe)*	3 x 12–16	80–120s
Rücken	*LH–Rudnern*	3 x 8–10	80–120s
Rücken	*Latzug V–Griff*	3 x 10–12	80–120s
Bizeps	*KH–Bizepscurls*	4 x 8–12	60–100s
Trizeps	*Trizepsdrücken Seil*	4 x 8–12	60–100s
Cardio	*Laufband oder Hometrainer*	20min durchgehend	

Betroffene Muskelgruppe	Name der Übung	Anzahl der Wiederholungen	Länge der Pausen
Ganzer Körper	*Aufwärmroutine*	–	–
Beine	*Kniebeugen LH*	4 x 6 – 8	100–120s
Beine	*Hip–Thrusts*	3 x 10–12	80–120s
Beine	*Beinpresse*	3 x 10–12	80–120s
Beine	*Kickbacks am Kabelzug*	2 x 12–15	60–120s
Waden	*Wadenheben*	4 x 12–16	60–90s
Schultern	*KH–Schulterdrücken*	4 x 10–12	100–120s
Cardio	*Laufband oder Hometrainer*	20min durchgehend	

Betroffene Muskelgruppe	Name der Übung	Anzahl der Dauer
Ganzkörper	*High to Low Plank* *Alternative: Plank*	30 Sekunden
Ganzkörper	*Jump Squats*	30 Sekunden
Ganzkörper	*Skippings*	30 Sekunden
Ganzkörper	*Bergsteiger*	30 Sekunden
Ganzkörper	*Burpees*	30 Sekunden

Ablauf:

1. 5 Übungen hintereinander ohne Pause dazwischen ausführen
2. Nach der letzten Übung 30s Pause
3. Dann wieder mit der ersten Übung starten
4. Den gesamten Zirkel 5–mal ausführen (Minimum) = 15min insg.
5. Versuch dich beim nächsten Mal zu steigern – d.h. bei jedem Training besser werden & mehr Zirkel machen (z.B. 6,7,8···)

Dauer des Workouts:

Oberkörper: ca. 1h 10 min + Aufwärmen Gesamt: ca. 3h 10 min Training pro Woche + 15minHIIT & Cardio

FORTGESCHRITTENER QUICK START - DER ANTAGONISTISCHE 3ER SPLIT

Beim **antagonistischen Training** ist die Herangehensweise folgendermaßen: „antagonistisch" bedeutet „gegensätzlich". Also gegensätzliches Training.

Bei jeder Bewegung, die dein Körper ausführt, gibt es einen Agonisten (Spieler) und einen Antagonisten (Gegenspieler), der der Bewegung des Agonisten entgegenwirkt. Hierfür ein einfaches Beispiel: Stell dir vor, du machst einen Bizeps-Curl. Der Bizeps führt die Bewegung nach oben aus und der Trizeps stabilisiert & sorgt dafür, dass die Bewegung nach unten erfolgen kann. Und so funktioniert unser ganzer Körper. **Die wichtigsten Agonisten & Antagonisten sind**: *Brust-Rücken, Bizeps-Trizeps und Quadriceps-Beinbizeps.* Wäre das nicht der Fall, dann würde uns in vielen Fällen bei einer Bewegung einfach das Gelenk ausgehängt werden!

Wie gehe ich bei einem solchen Training vor?
Bei diesem Training handelt es sich um eine sehr intensive Form des Trainings, bei der man hauptsächlich mit Supersätzen arbeitet.

Was sind Supersätze?
Das bedeutet, zwei Übungen miteinander, ohne Pause, auszuführen und dann wird erst eine Pause eingelegt.

Folgendes Beispiel:

Muskelgruppe	Übung	Wiederholungen	Pause
Brust	*Bankdrücken – Kurzhantel*	8–10	80–100s
Rücken	*Latzug*	8–10	

Diese Abbildung bedeutet nun folgendes:

1. Bankdrücken 10 Wiederholungen
2. Latzug 10 Wiederholungen (= 1 Supersatz)
3. **Pause 80-100s Pause**
4. Bankdrücken 10 Wiederholungen
5. Latzug 10 Wiederholungen (= 2. Supersatz)
6. **Pause 80-100s Pause**
7. Nächste Übung

Also man führt Bankdrücken aus & anschließend OHNE PAUSE Latzug! Dunkelgrau bedeutet in unseren Trainingsplänen immer Supersatz.

WICHTIG!
Bei unserem Trainingsplan wird (außer am Bein-Tag) NICHT direkt mit einem Supersatz gestartet, da wir uns zuerst auf die Gewichtsteigerung der Grundübungen konzentrieren wollen - kommt Kraft, kommen die straffen Muskeln.

Was muss ich beachten?

1.) Training nicht länger als 3 Monate durchführen, da es sich um eine hohe Belastung für den Körper handelt.

2.) Wunder dich nicht, dass die Dauer deines Trainings relativ kurz ist, da die Supersätze den Zeitaufwand verringern!

3.) Intensives Training mit aber schnellen Erfolgen!

Trainings pro Woche:
Für Beginner des 3er Splitts: 3-mal-pro Woche
Für Fortgeschrittene: 6-mal-pro Woche (also jeden Trainingstag 2-mal-pro Woche)

 + 1-mal pro Woche (wie immer) HIIT Zirkel! Egal welcher Tag, z.B. Sonntag!

Zusätzlich (optional) kannst du laufen gehen, so viel & intensiv du möchtest!

Betroffene Muskelgruppe	Name der Übung	Anzahl der Wiederholungen	Länge der Pause
Ganzer Körper	*Aufwärmroutine*	–	–
Bizeps	*KH-Bizepscurls*	3 x 6–8	80–100s
Trizeps	*Frenchpress SZ*	3 x 6–8	80–100s

Supersatz welcher 3-mal durchgeführt wird:

Bizeps	*Hammer-Curls (Seil)*	10–12	30–60 sek.
Trizeps	*Trizepsdrücken Seil*	8–10	

Supersatz welcher 4-mal durchgeführt wird:

Schulter	*Facepulls-Seil*	10–12	30–60 sek.
Schulter	*Schulterdrücken-KH*	10–12	

Kein Supersatz

Cardio	*Laufband oder Hometrainer*	**20min durchgehend**	

Betroffene Muskelgruppe	Name der Übung	Anzahl der Wiederholungen	Länge der Pause
Cardio	*Laufband oder Hometrainer*	20min durchgehend	
Beine	*Hip-Thrusts*	4 x 6-8	80-100s

Supersatz welcher 3-mal durchgeführt wird:

Beine	Übung	Wdh	Pause
Beine	*Kniebeuge – Langhantel*	6-8	30-60s
Beine	*Beinbeuger – Maschine*	8-12	

Supersatz welcher 3-mal durchgeführt wird:

Beine	Übung	Wdh	Pause
Beine	*Ausfallschritte*	10-12	30-60s
Beine	*Romanian Deadlift LH*	10-12	

Kein Supersatz - Waden allein trainieren

Waden	Übung	Sätze	Pause
Waden	*Wadenheben*	4 x 10-20	60-100s

Betroffene Muskelgruppe	Name der Übung	Anzahl der Wiederholungen	Länge der Pause
Ganzer Körper	*Aufwärmroutine*	–	–
Brust	*KH-Bankdrücken*	4 x 6–8	80–120s
Rücken	*Kreuzheben*	4 x 6–8	80–100s

Supersatz welcher 4-mal durchgeführt wird:

Brust	*Dips (bei Bedarf mit Hilfe)*	8–10	30–60s
Rücken	*LH-Rudern*	8–10	

Supersatz welcher 2-mal durchgeführt wird:

Brust	*Kabelzug Flys*	12–14	30–60s
Rücken	*Latzug – Breit*	10–12	

Kein Supersatz

Cardio	*Laufband oder Hometrainer*	**20min** **durchgehend**	

Betroffene Muskelgruppe	Name der Übung	Anzahl der Dauer
Ganzkörper	*High to Low Plank* *Alternative: Plank*	30 Sekunden
Ganzkörper	*Jump Squats*	30 Sekunden
Ganzkörper	*Skippings*	30 Sekunden
Ganzkörper	*Bergsteiger*	30 Sekunden
Ganzkörper	*Burpees*	30 Sekunden

Ablauf:

1. 5 Übungen hintereinander ohne Pause dazwischen ausführen
2. Nach der letzten Übung 30s Pause
3. Dann wieder mit der ersten Übung starten
4. Den gesamten Zirkel 5-mal ausführen (Minimum) = 15min insg.
5. Versuch dich beim nächsten Mal zu steigern – d.h. bei jedem Training besser werden & mehr Zirkel machen (z.B. 6,7,8···)

Dauer: Alle Workouts dauern ca. 1h + Aufwärmen & Cardio.

TRAININGSBAUKASTEN

Mit dem Trainingsbaukasten ist es so leicht wie noch nie, eigene Trainingspläne zu erstellen!

Diese Leitfäden sollen dir als grobe Orientierung dienen, wie du deinen eigenen Plan aufbauen solltest. Sieh dir einfach die Tabelle je Split an, wähle die dazugehörigen Übungen aus, die dir zusagen

Wichtig: Such dir einfach jeweils eine Übung pro Tabellenzeile aus und leg los!

Beispiel: Wir können zwischen folgenden Übungen für die Brust auswählen:

Muskel	Übungen (eine auswählen!)	Wiederholungen	Pause
Brust	• KH-Bankdrücken • LH-Bankdrücken • KH/LH Negativ Bankdrücken • KH Schrägbankdrücken • LH Schrägbankdrücken	3x8	2min

Du hast beispielsweise Spaß beim Kurzhantel Bankdrücken und wählst diese Übung aus. Dann ist KH-Bankdrücken deine er-

sten Übungen für die Brust und genauso arbeitest du jeden Tab-
ellenabschnitt durch.

Viel Spaß beim Erstellen deines eigenen Trainingsplans!

TRAININGSSCHEMA ANFÄNGER-GANZKÖRPER

WOCHENRHYTHMUS & ÜBUNGEN

Mo	Di	Mi	Do	Fr	Sa	So
Ganzkörper	Rest	Ganzkörper	Rest	Ganzkörper	Rest	Rest

Muskel	Übungen (eine auswählen!)	Wiederholungen	Pause
Brust	▪ Langhantel-Bankdrücken ▪ Kurzhantel-Bankdrücken	3x12	1-2min
Rücken	▪ KH-Rudern ▪ LH-Rudern ▪ T-Stangen Rudern	3x12	1-2min
Beine	▪ Kniebeuge ▪ Beinpresse ▪ Ausfallschritte	3x12	1-2min
Schulter	▪ Schulterpresse ▪ KH-Schulterdrücken ▪ LH-Overheadpress	3x12	1-2min
Bizeps	▪ KH Bizeps-Curls ▪ LH Bicepscurl ▪ SZ-Curls	3x12	1-2min
Trizeps	▪ KH-Frenchpress ▪ SZ-Frenchpress ▪ Seilzug	3x12	1-2min

VORTEILE & NACHTEILE DES GK-TRAININGS

Vorteile	Nachteile

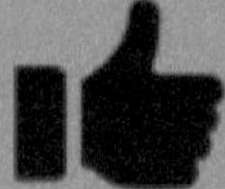

Vorteile	Nachteile
• Orientiert sich stark an Grundübungen und einem geringen Volumen (niedrige Belastung), ist daher vor allem Anfängern nahe zu legen	• Aufgrund des fehlenden Volumens nicht für Fortgeschrittene empfohlen
• Kurzes, anspruchsvolles Training (ca. 30–40 Min.) mit hoher Regenration	• Relativ schnelle Stagnation nach ein paar Monaten
• ZNS entwickelt Resistenz gegenüber Belastung	• Schlecht für die gezielte Bearbeitung von bestimmten Muskeln/Schwächen
• Gut für die Entwicklung einer Grundmuskulatur durch hohe Funktionalität (viele Grundübungen)	
• Gut in Kombination mit anderen Sportarten	

TRAININGSSCHEMA FORTGESCHRITTEN OBERKÖRPER-UNTERKÖRPER

WOCHENRYTHMUS

Mo	Di	Mi	Do	Fr	Sa	So
OK	Rest	UK	Rest	Rest	OK	Rest

Alternativ: Am Sonntag zusätzlich Unterkörper

OBERKÖRPER ÜBUNGEN

Muskel	Übungen (eine auswählen!)	Wiederholungen	Pause
Brust	• KH-Bankdrücken • LH-Bankdrücken • KH/LH Negativ Bankdrücken • KH Schrägbankdrücken • LH Schrägbankdrücken	3x8	1-2min
Brust	• Kabelzug Fliegende • Butterfly • KH-Flies (höheres Verletzungsrisiko) • KH-Schrägbankdrücken für innere Brust (enger Griff)	3x12	1-2min
Rücken	• Langhantelrudern • Klimmzüge • KH-Rudern • Kreuzheben • T-Stange Rudern	3x8	1-2min
Rücken	• Latzug breit • Latzug Eng • Überzüge Rücken • Rudern am Gerät	3x12	1-2min
Bizeps	• LH-Bicepscurls • SZ-Bicepscurls • KH-Bicepscurls • KH-Bicepscurls auf der Schrägbank	3x10	1-2min

| Trizeps | • Frenchpress KH
• SZ-Frenchpress
• Dips für Trizeps
• Enges Bandkrücken | 3x10 | 1-2min |

UNTERKÖRPER ÜBUNGEN

Muskel	Übungen (eine auswählen!)	Wiederholungen	Pause
Beine	• Kniebeugen • Ausfallschritte • Beinpresse	3x8	1-2min
Beine (nicht 2-mal die Gleiche Übung!)	• Kniebeugen • Ausfallschritte • Beinpresse	3x10	1-2min
Beine	• Leg Extension • Leg Curls • Beinpresse • Kniebeuge Gerät/Multipresse	3x12	1-2min
Waden	• Wadenheben sitzend mit Gewicht oder Gerät • Waden Beinpresse	5x8-20	1-2min
Schulter	• Schulterdrücken LH • Schulterdrücken KH • Siderows • Seitheben Seilzug • KH Seitheben	3x8	1-2min

Schulter (nicht 2-mal die gleiche Übung!)	<ul><li>Schulterdrücken LH</li><li>Schulterdrücken KH</li><li>Siderows</li><li>Seitheben Seilzug</li><li>KH Seitheben</li></ul>	2x12	1-2min
Hintere Schulter	<ul><li>Facepulls</li><li>Reverse Butterfly</li></ul>	3x12	1-2min

VORTEILE & NACHTEILE VON OBERKÖRPER UND UNTERKÖRPER

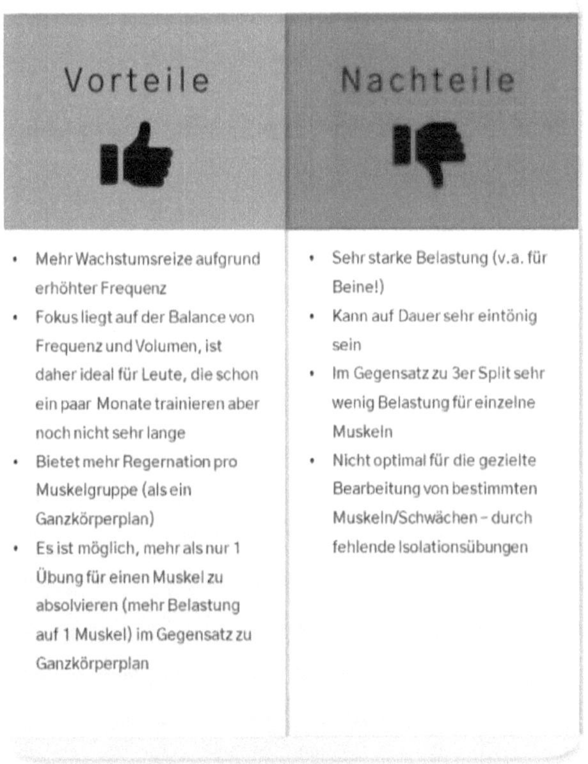

Vorteile

- Mehr Wachstumsreize aufgrund erhöhter Frequenz
- Fokus liegt auf der Balance von Frequenz und Volumen, ist daher ideal für Leute, die schon ein paar Monate trainieren aber noch nicht sehr lange
- Bietet mehr Regernation pro Muskelgruppe (als ein Ganzkörperplan)
- Es ist möglich, mehr als nur 1 Übung für einen Muskel zu absolvieren (mehr Belastung auf 1 Muskel) im Gegensatz zu Ganzkörperplan

Nachteile

- Sehr starke Belastung (v.a. für Beine!)
- Kann auf Dauer sehr eintönig sein
- Im Gegensatz zu 3er Split sehr wenig Belastung für einzelne Muskeln
- Nicht optimal für die gezielte Bearbeitung von bestimmten Muskeln/Schwächen – durch fehlende Isolationsübungen

TRAININGSSCHEMA 3ER-SPLIT PUSH/PULL/ BEINE

WOCHENRHYTHMUS

Mo	Di	Mi	Do	Fr	Sa	So
Push	Pull	Beine	Rest	Push	Pull	Beine

ODER:

Mo	Di	Mi	Do	Fr	Sa	So
Push	Rest	Pull	Rest	Beine	Rest	Rest

ÜBUNGEN PUSH TAG (BRUST, SCHULTER, TRIZEPS)

Muskel	Übungen (eine auswählen!)	Wiederholungen	Pause
Brust	<ul><li>KH-Bankdrücken</li><li>LH-Bankdrücken</li><li>KH/LH Negativ Bankdrücken</li><li>KH Schrägbankdrücken</li><li>LH Schrägbankdrücken</li></ul>	4x6	2min
Brust (nicht 2-mal die gleiche Übung!)	<ul><li>KH-Bankdrücken</li><li>LH-Bankdrücken</li><li>KH/LH Negativ Bankdrücken</li><li>KH Schrägbankdrücken</li><li>LH Schrägbankdrücken</li></ul>	3x8	2min
Brust	<ul><li>Kabelzug Fliegende</li><li>Butterfly</li><li>KH-Flies (höheres Verletzungsrisiko)</li><li>KH-Schrägbankdrücken für innere Brust (enger Griff)</li></ul>	3x12	2min
Schulter	<ul><li>Schulterdrücken LH</li><li>Schulterdrücken KH</li><li>Siderows</li><li>Seitheben Seilzug</li><li>KH Seitheben</li></ul>	3x10	2min

Schulter (nicht 2-mal die gleiche Übung!)	• Schulterdrücken LH • Schulterdrücken KH • Siderows • Seitheben Seilzug • KH Seitheben	3x12		2min
Trizeps	• Frenchpress KH • SZ-Frenchpress • Dips für Trizeps • Enges Bandkrücken	3x8		2min
Trizeps	• Trizepsdrücken am Kabelzug-Seil • Trizepsdrücken am Kabelzug-Stange • Kickbacks	3x10		2min

ÜBUNGEN PULL (RÜCKEN, HINTERE SCHULTER, BIZEPS)

Muskel	Übungen (eine auswählen!)	Wiederholungen	Pause
Rücken	• Langhantelrudern • Klimmzüge • KH-Rudern • Kreuzheben • T-Stange Rudern	4x6	2min
Rücken (nicht 2-mal die gleiche Übung!)	• Langhantelrudern • Klimmzüge • KH-Rudern • Kreuzheben • T-Stange Rudern	3x8	2min
Rücken	• Latzug breit • Latzug Eng • Überzüge Rücken • Rudern am Gerät	3x12	2min
Hintere Schulter	• Facepulls • Reverse Butterfly	3x12	2min
Bizeps	• LH-Bicepscurls • SZ-Bicepscurls • KH-Bicepscurls • KH-Schrägcurls mit Drehung	3x8	2min
Bizeps	• KH-HammerCurls • KH-IsolationsCurls • SZ-Bicepscurls auf der Scottbank	3x10	2min

ÜBUNGEN BEINE (BEINE/WADEN/BAUCH)

Muskel	Übungen (eine auswählen)	Wiederholungen	Pause
Beine	• Kniebeugen • Ausfallschritte • Beinpresse	4x6	2min
Beine (nicht 2-mal die gleiche Übung!)	• Kniebeugen • Ausfallschritte • Beinpresse	3x8	2min
Beine	• Leg Extension • Leg Curls • Beinpresse • Kniebeuge Gerät/Multipresse	3x10	2min
Beine (nicht 2-mal die gleiche Übung!)	• Leg Extension • Leg Curls • Beinpresse • Kniebeuge Gerät/Multipresse	3x10	2min
Waden	• Wadenheben sitzend mit Gewicht oder Gerät • Waden Beinpresse	3x15	2min
Bauch (nicht 2-mal die gleiche Übung!)	• Leg Raises an der Stange • Crunches am Kabelzug • Russian Twist • Planks	3 x 15	1min

Bauch (nicht 2-mal die gleiche Übung!)	▪ Leg Raises an der Stange ▪ Crunches am Kabelzug ▪ Russian Twist ▪ Planks	3 x 15	1min

VORTEILE & NACHTEILE 3-ER SPLIT

Vorteile	Nachteile
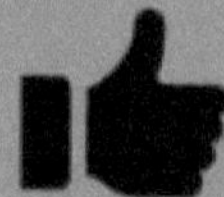	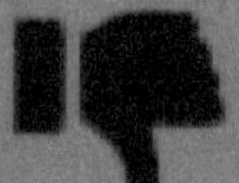
• Alle 3 großen Muskelgruppen werden an einem separaten Tag bearbeitet, was ein viel höheres Volumen für die Muskelgruppen zulässt • Ein höheres Volumen lässt ein vielseitigeres Training zu • Mehr Regernation pro Muskel	• Erfordert eine gute Mind-Muscle-Connection zwecks Isolations-Übungen • höhere Wahrscheinlichkeit in ein Übertraining zu gelangen, wenn dein Körper sich noch nicht an die Reize gewohnt • Setzt eine Grundmuskulatur (Sekundärmuskeln, etc.) voraus

DAS MOTIVATIONSMODUL

MOTIVATION

Viele Fitnessstudiobesucher/innen haben Probleme, sich fürs Fitnessstudio zu motivieren, doch wie steigert man seine Motivation eigentlich? Reicht es, jeden Tag dutzende Motivationsreden anzuschauen und daraufhin zu hoffen, dass dadurch die Motivation aufrechterhalten bleibt? Natürlich schöpft man durch diese kurzen Videos für kurze Zeit Motivation, jedoch ist das Ziel vom Young Body System dich LANGFRISTIG fürs Training zu motivieren und begeistern. Denn umso größer die Motivation, desto besser und schneller kommen die Erfolge.

Durch unsere jahrelangen Erfahrungen im Kraftsportbereich haben wir Techniken gefunden, welche uns jeden Tag helfen, frisch und motiviert in den Tag zu starten und natürlich auch in das Training. Genau diese Techniken wollen wir DIR heute erklären. Sie können dir auch im (späteren) Berufsleben helfen und sind für uns eine wichtige Hilfe, um ständig produktiv zu bleiben.

Wichtig ist, nicht alle auf einmal anzuwenden, bzw. zu erlernen, sondern dich auf 1-2 zu konzentrieren und diese zu verinnerlichen, bevor du dich an den nächsten Tipp ranmachst.
Tipp: für kurzfristige Motivation: Motivationsvideos auf YouTube! Such einfach mal nach etwas wie „Fitness Motivation" und du wirst erstaunt sein, was 5-Min lange Videos bei dir bewirken können.

Hier sind einige Beispiele für den Quick Start:

- https://www.youtube.com/watch?v=N7G-kGvai4M
- https://www.youtube.com/watch?v=9_EM-KZowyw
- https://www.youtube.com/watch?v=Zy5c2k3W458&t=271s
- https://www.youtube.com/watch?v=Z63w5PefxTQ

VISION & DRIVE

Um erstmal die Hanteln anzupacken, brauchst du einen gewissen Anreiz. Irgendeinen Anstoß, der stark genug ist, dich ins Gym zu bewegen und mit dem Kraftsport anzufangen. Doch diese Motivation wird spätestens nach ein paar Wochen verblassen. Spätestens jetzt brauchst du einen triftigen Grund oder ein Ziel, das dich weitermachen lässt. Du kennst sicher Leute, die angefangen haben zu trainieren, aber auch schon wieder nach kurzer Zeit das Handtuch warfen. Ihnen fehlte der innere Antrieb, den sie durch ein langfristiges Ziel bekommen hätten.

Du musst wissen, dass Motivation kurzfristig angelegt ist. Motivation wird sich legen, aber ein Antrieb – ein Drive - der tief aus dir selbst kommt, lässt dich weitermachen, egal wie wenig Lust du gerade auf den Sport hast.
Such dir etwas, dass tief greift. Beispielsweise ein schmerzhaftes Ereignis in der Vergangenheit, einen blöden Spruch über deine dünnen Arme oder dein Übergewicht - was auch immer. Zeig es diesen Leuten, die heute oder früher dummes Zeug geredet haben! In ein paar Jahren werden dich dieselben Leute nach Fitness-Tipps fragen - glaub uns, wir sprechen aus eigener Erfahrung.

Oder suche dir ein langfristiges, persönlich sehr bedeutendes Ziel, mit dem du dich selbst identifizieren kannst. Das ist schon etwas schwieriger, aber setz dich einmal hin und überleg dir, warum du diesen Sport eigentlich machen möchtest.
Diese Dinge visualisierst du dann jeden Tag vor deinem geistigen Auge, erinnerst dich daran zurück, warum du angefangen hast und erzeugst somit einen inneren Drang, einen Antrieb, deinem Ziel

näher zu kommen. Dann wird es für dich eher schmerzhaft sein,
ein Training auszulassen und nicht umgekehrt!

BESSERE LEISTUNGEN IM STUDIUM/SCHULE DURCH SPORT

In einem gesunden Körper steckt ein gesunder Geist. Die zahlreichen Studien, die belegen, dass deine geistigen Leistungen durch Sport massiv verbessert werden, müssen wir hier denke ich nicht mehr anmerken. Früher waren auch wir – und viele unserer Kunden, wie sie uns bestätigt haben – schlapp, unmotiviert, unkonzentriert und den ganzen Tag müde (und alles in allem nicht sonderlich glücklich). Jeder einzelne hat angegeben, dass sich das Training positiv auf sein Privatleben und besonders auf seine Leistungen im Studium/Schule ausgewirkt hat.

Wir versprechen dir, dass du produktiver, fokussierter, motivierter und konzentrierter wirst, wenn du im Training deinen Ausgleich findest. Einen großen Beitrag dazu leistet auch deine Ernährung.

Für uns ist es inzwischen undenkbar, nicht zu trainieren. Wir alle werden unruhig, fühlen uns unwohl und sind unkonzentriert. Das Lernen fällt uns schwerer, in Vorlesungen/Unterricht wollen wir lieber wieder zurück ins Bett und den ganzen Tag Netflix schauen. Das hält solange, bis wir uns wieder ins Fitnessstudio, an einen Sandsack, ins Schwimmbad oder auf eine Laufstrecke – oder was auch immer – schmeißen. Also: macht Sport! Macht es zu einem Teil von eurem Leben! Wir können es immer wieder nur wiederholen: In einem gesunden Körper, steckt ein gesunder Geist.

PERSPEKTIVE-MINDSET

Hast du dich schon mal gefragt, warum manche Leute Dinge tun, oder Übungen ausführen, die wirklich extrem sind oder schlicht keinen Spaß machen - oder ihnen sogar die ein oder andere Verletzung bereitet haben? Der Grund hierfür ist ganz einfach, er lautet: Perspektive.

Eine Person, deren Interviews wir dir sehr ans Herz legen können ist der Ex-Navy-SEAL David Goggins. Dieser Wahnsinnige ist quasi ohne Vorbereitung (lange Zeit kein Lauftraining absolviert, etc.), einen 160km Lauf in unter 24h angetreten. Nach einigen km hat er sich beide Beine gebrochen, er hat sogar schon Blut gepinkelt (!) und ist dennoch die letzten km durchgelaufen, ohne ein einziges Mal stehen zu bleiben & hat somit das Rennen beendet. Verrückt, oder? Warum macht man sowas?

Wie er selbst sagt, hat es ihm weder Spaß gemacht, noch ist er von Natur aus, ein extremer Typ, was manche jetzt denken könnten. Er ist genau so ein Mensch wie du und ich.

Denn ob dir etwas gefällt, ob du etwas gerne tust, liegt gänzlich an deiner Betrachtungsweise. Die meisten Menschen denken folgendermaßen (Beispiel schwere Kniebeugen): *„Diese Übung ist seltsam, mir wird schon schlecht davon, weil sie so extrem anstrengend ist - ich fühle mich hierbei nicht wohl, dann lasse ich die lieber und mache Beinpresse.“*

Wenn du eine Übung ausführst, die dich so aus der Bahn wirft, weil sie so anstrengend ist, kannst du alles stattdessen aus einer anderen Perspektive sehen: *„Diese Übung ist dermaßen anspruchsvoll, dass mir sogar davon schlecht wird. Je mehr Energie und Schweiß ich in eine Übung und diesen Sport investiere, desto mehr bekomme ich auch raus. Und ich möchte alles herausbekommen, was geht! Ich kann doch jetzt nicht eine leichtere Übung machen, weil diese hier so anstrengend ist, dann würde ich mich nur selbst sabotieren. Ich will mein Ziel erreichen.“*

Dann erstrahlt die Übung in einem gänzlich neuen Licht.

Alles, was dir im Leben missfällt, kann dir unter einer neuen Betrachtungsweise nicht nur leicht fallen – sondern es wird dir sogar eines Tages Spaß bereiten. Alles in unserer Welt hat positiven Seiten, man muss nur danach Ausschau halten. Danach kann man zusehen, wie man an allem Freude hat. Das ist die Macht des richtigen Mindsets.

Und niemals vergessen: *Embrace the Suck!* Gehe absichtlich bis an deine Grenzen & gib IMMER 100%! **Je schwieriger die Aufgabe, desto mehr wirst du an ihr wachsen!**

KONKRETE TEILZIELE STATT NUR EIN GROSSES ZIEL

Durch konkrete „Zwischen-Etappen" in deiner Laufbahn soll es dir gelingen, motiviert zu bleiben. Hierbei legen wir dir ans Herz, realistische & konkrete Meilensteine zu definieren. Somit erstellst du einen Plan, der dich zu deinem Ziel führt. Zur Veranschaulichung ein kleines Beispiel:

Paul hat zu trainieren begonnen und ein großes Ziel vor Augen - er möchte 18kg innerhalb eines Jahres zunehmen. Das Problem hierbei ist, dass Paul keine Teilziele hat und diese nicht konkret formuliert. 1 Jahr ist ein langer Zeitraum, Paul wird vermutlich irgendwann frustriert sein, weil er dem Ziel so langsam näher kommt.

Im Vergleich Alex: Dieser hat sich dasselbe Ziel vorgenommen. Er möchte es erreichen, indem er monatlich 1,5kg zunimmt, zum Frühstuck mehr isst und am Abend eine zweite warme Mahlzeit zu sich nimmt. Für den ersten Monat setzt sich Alex z.B. ein Zielgewicht von 70 kg. Er erreicht es, freut sich und setzt sich für den zweiten Monat das Ziel auf 71,5 kg. Alex erreicht jeden Monat ein Teilziel, das gibt ihm immer wieder Aufschwung und motiviert ihn für das nächste Teilziel.

„Teilziele geben uns Mut für den nächsten Schritt", sagt Mentaltrainer Christian Bischoff.

PARETO PRINZIP

Dieses Prinzip sagt aus, dass 20% deiner Leistung für 80% deiner Ergebnisse verantwortlich sind. Die für das Bodybuilding entscheidenden 20% der Ergebnisse resultieren aus den übrigen 80% deiner Leistung. Wenn du dir das als Grafik vorstellst, steigt diese Kurve also exponentiell. Du brauchst viel mehr Leistung (80%) um diese letzten wichtigen 20% der Ergebnisse heraus zu kitzeln – Diese 20%, die dich wirklich weiter bringen.

Und glaub uns, Bodybuilding funktioniert wirklich nur dann, wenn du 100% gibst. Nicht 80%, nicht 90%, nein - 100%. Stell es dir wie einen Lichtschalter vor, entweder du drückst ihn und er funktioniert oder eben nicht! Wenn du kontinuierlich aufbauen/ abnehmen möchtest, musst du die ganzen 100% geben!

MIT ANDEREM SPORT BETREIBEN

Suche dir Bekannte, Freunde, Familienangehörige, … mit denen du ins Fitnessstudio gehen möchtest. Dadurch, dass du mit Personen gehst, die du magst, erzeugst du ein ganz anderes Klima in deinem Studio und zusätzlich kann man sich bei der ein oder anderen Übung unterstützen bzw. auch motivieren. Wenn ein Zeitpunkt zum gemeinsamen Training vereinbart wurde, ist die Wahrscheinlichkeit geringer, dass du ihn absagst, da du deinen Freund ja nicht enttäuschen möchtest & in gewisser Weise auch an die Vereinbarung gebunden bist. Dadurch hast du einen weiteren Grund, aus dem du ins Fitnessstudio gehen musst!

FOKUSSIERE DICH AUF DIE POSITIVEN ASPEKTE

Habe die positiven Aspekte immer vor Augen, denn genau diese sind der Grund, warum du damals angefangen hast, zu trainieren. Durch regelmäßiges Training erreichst du:

- Einen muskulösen Körper
- Größeres Selbstwertgefühl durch optisch besseren Körper

- Intensiveres Körpergefühl
- Nochmal gesteigertes Selbstwertgefühl, da ich Sport betreibe & nicht vorm Fernseher sitze
- ...

Erinnere dich, wie schlecht dein Leben war, als du noch nicht trainiert hast! Willst du dahin zurückkehren? Nein? - Dann geh trainieren!

PLÄNE

Versuche deine Trainingswochen immer vorzuplanen. Dein Plan muss nicht starr sein, sprich, dass du auf die Minute genau mit dem Training beginnst. Er dient lediglich dazu, dir ein Gefühl zu vermitteln, wann du vorhast, dein Training zu erledigen. Wenn du über mehrere Tage bereits weißt, dass du beispielsweise übermorgen um 4 trainierst, wirst du dir 1. nichts anderes vornehmen und 2. bist du dann schon aufs Training eingestellt, was dann weniger Willenskraft erfordert.

ABWECHSLUNG

Viele Leute bemängeln die Eintönigkeit des Kraftsports, mit dem sie auch nicht ganz falsch liegen. Jedoch kann man schon mit ein paar wenigen Kniffen dieses Problem relativ gut, wenn auch nicht ganz, beseitigen. Das Zauberwort lautet: Abwechslung. Wenn du alle 4 Wochen deine Übungen austauschst, ein neues Gym besuchst, dich über Übungen informierst und dabei neue Dinge lernst, wird jedes Workout eine erfrischende Neuerung beinhalten.

SOLLEN – MÜSSEN

Wenn du sagst, du solltest trainieren, impliziert dies, dass du eigentlich keine Lust darauf hast und unterbewusst mit der Überlegung haderst, das heutige Training sein zu lassen. Soweit darf es überhaupt nicht kommen. Wenn du stattdessen sagst, du musst heute trainieren, bedeutet dies, dass du mit Grund, beispielsweise einem Ziel, trainieren gehst. Mit dieser Variante gibst du dir selbst keine Möglichkeit, darüber nachzudenken, ob du dein Workout vielleicht verschieben solltest.

Denke trotzdem daran, dich nicht allzu sehr unter Druck zu setzen, es sollte kein Zwang entstehen, du musst es nur wirklich wollen.

GUT DING BRAUCHT WEILE

Dieser Grundsatz gilt für alles in unserer heutigen Gesellschaft: Alles Erstrebenswerte erfordert seine Zeit. Sei geduldig. Einen ästhetischen Körper aufzubauen geschieht nicht über Nacht, sondern über längere Zeit hinweg. Hört sich auf den ersten Moment ernüchternd an, aber der Vorteil ist dadurch, dass du erst dann deine Leistung wirklich zu schätzen lernst. Lerne stattdessen, dich an deinem Weg zum Ziel zu erfreuen. Du wirst nur dann beachtliche Erfolge erzielen, wenn du den Weg bis zu deinem Ziel genauso schätzt, wie dein Ziel selbst.

BLICKE IN DIE VERGANGENHEIT ZURÜCK

Wenn dir gerade die Motivation und der Trieb abhandengekommen sind und du meinst, keine oder nicht so viele Erfolge verzeichnen zu können und deshalb überlegst, vielleicht nicht doch mit dem Sport aufzuhören oder zumindest weniger zu trainieren, dann betrachte ein Foto von deinem früheren Körper. Spätestens jetzt wirst du erkennen, was du schon alles erreicht hast. Du wirst realisieren, dass du nicht einfach deine Erfolge wegschmeißen und aufhören möchtest, und dass du mit deiner Einschätzung falsch lagst. Sei stolz auf deine bisherigen Leistungen und schöpfe daraus Energie und Motivation für deine nächsten Trainings.

BELOHNUNGEN EINFÜHREN

Wer im Training alles gibt, darf sich natürlich belohnen. Du bist nicht dein eigener Sklave. Verhandle mit dir selbst. Wie entlohnst du dich, nachdem du ein hartes und forderndes Training hinter dir hast? Alle Dinge, die du gern tust, z.B. Netflix, Zocken, etc. stehen hier zur Auswahl. Wenn du Belohnungen mit Arbeit koppelst, trainierst du dich schnell darauf, deine Angelegenheiten nicht zu verschieben. Relevant ist hierbei, dass du diszipliniert sein musst und deine Belohnungen nicht einforderst, wenn du nichts dafür gemacht hast, sonst verliert dieser Tipp seine Wirkung. **WICHTIG:** Die Belohnung darf nicht den individuellen Zielen widersprechen. Wer zum Beispiel abnehmen will, kann sich nicht nach jedem Training mit einer Torte belohnen!

ABOUT THE AUTHOR

YOUNG BODY PROJECT

Wir, das Team von "Young Body Project", sind eine Gruppe von Studenten & Studentinnen, die bereits sehr früh im Bereich Kraftsport, Bodybuilding und Fitness tätig wurden. Schnell verliebten wir uns in diesen Sport und feierten Erfolg um Erfolg. Doch damit waren wir allein.

In den letzten Jahren haben wir immer mehr den Eindruck gewonnen, dass Freunde und Bekannte von uns eher einem negativen Trend in ihrem Leben folgen: Mehr Netflix, mehr Party und Alkohol - dafür weniger Sport und schlechte Ernährung. Dennoch erhielten wir (und erhalten auch heute noch!) täglich Anfragen auf Social Media, von Leuten, die aus diesem Trott ausbrechen wollten, aber ganz einfach nicht wussten wie.

Aus diesem Grund haben wir das Projekt "Young Body Project" ins Leben gerufen, und unser Fitnessprogramm "Young Body System" entwickelt - unter Zuhilfenahme von, nicht nur unserer eigenen Erfahrung, sondern auch gemeinsam mit Experten, Ärzten und vielen, vielen wissenschaftlichen Studien und Arbeiten. 2 1/2 Jahre harte Arbeit stecken in diesem System - doch es war die Mühe wert. Warum?

Wir haben ein Ziel - und das ist, unsere Generation endlich wieder fit zu machen, aus ihrem Loch zu holen und ihnen die Möglichkeit zu geben, ein gesundes, langes und erfolgreiches Leben zu führen.

Bereits mit den ersten 3 Versionen haben wir vielen Menschen geholfen und hoffen dies mit der 4. Version besser als je zuvor zu können.

www.ingramcontent.com/pod-product-compliance
Lightning Source LLC
Chambersburg PA
CBHW031251250726
48655CB00005B/2175